Dr. med. Andrea Hofer

Eine Portion Gesundheit bitte!

Heilung durch Gedankenkraft

Haftung

Die in diesem Buch enthaltenen Informationen sollen der Aufklärung dienen und ersetzen keine medizinische Diagnose, ärztliche Verordnung oder Behandlung. Sie ersetzen auch nicht den Besuch bei einem Arzt oder Heilpraktiker. Der Inhalt ist allenfalls als Begleitung und Ergänzung zu einem vernünftigen und verantwortungsvollen Gesundheitsprogramm gedacht. Autorin und Verlag können für unsachgemäßen Gebrauch keine Haftung übernehmen.

Bitte fordern Sie unser kostenloses Verlagsverzeichnis an:

Smaragd Verlag
In der Steubach 1
57614 Woldert (Ww.)
Tel.: 02684-97848-10
Fax: 02684-97848-20
E-Mail: info@smaragd-verlag.de
www.smaragd-verlag.de

Oder besuchen Sie uns im Internet unter der obigen Adresse.

Deutsche Erstausgabe: Januar 2013

Umschlaggestaltung: preData
Satz: preData
Printed in Czech Republic

ISBN 978-3-941363-90-8

Dr. med. Andrea Hofer

Eine Portion Gesundheit bitte!

Heilung durch Gedankenkraft

Smaragd Verlag

Über die Autorin

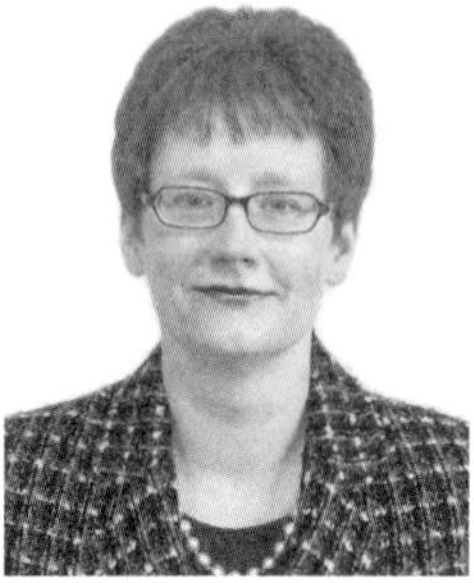

Die in Wien geborene praktizierende Ärztin beschäftigt sich seit ihrer Studienzeit mit Spiritualität. Als sie ihren zukünftigen peruanischen Ehemann traf, betrachtete sie dies als Wink des Schicksals und folgte ihm nach Peru, wo sie seit 2005 als Ärztin und Entwicklungshelferin für benachteiligte Kinder in armen Bereichen von Lima tätig ist. In diesem mystischen Land entwickelte sie den Drang, ihr medizinisches Wissen mit ihren spirituellen Erkenntnissen in Einklang zu bringen.

Die Autorin lebt mit ihrer Familie in Lima und in Wien.

hoferdelima@yahoo.de

Danksagung

An meine beiden Freundinnen Astrid Kiederer und Hedwig Swaysland-Wagner: Herzlichen Dank für die konstruktive Kritik und die Ratschläge zu diesem Buch.

An Bruno: Danke

Inhalt

I. DIE MACHT IHRER GEDANKEN

Wie viel ist Ihnen Ihre Gesundheit wert?

Essen Sie täglich morgens ein Vollkornmüsli, natürlich mit Biojoghurt vom Biobauernhof, und trinken dazu frisch gepressten Orangensaft? Schmeißen Sie sich danach in Ihre Joggingschuhe, flitzen bei Wind und Wetter in den Wald und erschrecken die Rehlein? Verzehren Sie in der Mittagspause nur ein Süppchen mit einem Körnerbrötchen? Leben Sie vollkommen gesund und wundern sich, warum Sie trotzdem unter Kreuzschmerzen und Migräne leiden?

Schaufeln Sie den ganzen Tag massenhaft gutes Essen in sich hinein, abends packt Sie das schlechte Gewissen, und Sie machen sich auf ins Fitnesscenter, verbrennen schwitzend Ihre überflüssigen Kalorien und knabbern Unmengen von stärkendem, muskelaufbauendem Eiweißfutter, das im Fitnessstudio angeboten wird? Fühlen Sie sich trotz allem immer schlapp und ausgebrannt?

Quälen Sie sich dreimal wöchentlich um 6:00 Uhr morgens zur Yogastunde und praktizieren dort den Kopfstand, bis Ihnen das Blut durch die Ohren rauscht? Folgen Sie danach den Anweisungen Ihres Yogalehrers und vollziehen die wildesten Verrenkungen? Schlürfen Sie danach zur Beruhigung Ihrer Nerven einen gesunden Gewürz-Yogatee und unterhalten sich mit Menschen, die wie halluziniert durch die Gegend starren und vom Nirvana faseln? Streben Sie nach Harmonie und Ausgeglichenheit und reinigen Ihre Chakren täglich? Nichtsdestotrotz erkälten Sie sich beim leisesten Windstoß und leiden unter hartnäckigen Fieberblasen, die Ihre Lippen verunstalten?

Vielleicht sind Sie ein Mensch, der bereits alle neusten Esoteriktrends durchgemacht hat, Unmengen von spirituellen Büchern in seinen Regalen verstauben lässt und das Ziel der Erleuchtung vor Augen (aber leider noch immer nicht erreicht hat). Und trotzdem sind Sie an Krebs erkrankt. Oder sind Sie ein ganz anderer Typ, der überhaupt nicht in dieses Schema passt, also ein ganz „Normaler"?

Welcher Typ Mensch Sie auch immer sind, gesundheitsbewusst oder nicht, dick oder dünn, faul oder fleißig, reich oder arm – alle Menschen haben etwas gemeinsam:

Sie denken.

Sie finden es ganz normal, dass Sie denken? Ich auch, es kommt nur darauf an, **was** Sie denken. Sie meinen, man kann seine Gedanken nicht steuern, denn sie kommen und gehen? Davon kann derjenige, der Yoga praktiziert, Gewürztee trinkt und täglich ein halbes Stündlein meditiert, ein Lied singen.

Ich möchte Ihnen zeigen, wie Sie durch die Kraft Ihrer Gedanken zu einer besseren Gesundheit kommen. Ich getraue mich sogar zu behaupten, dass Sie durch das Denken der richtigen Gedanken nicht krank werden. Sie müssen nicht krank sein, wenn Sie das nicht wollen. Die Entscheidung liegt bei Ihnen. Krank oder gesund sein, fröhlich oder betrübt, das Leben genießen oder in Depressionen versinken, schwarzmalerisch Trübsal blasend oder fröhlich, mit lachendem Herzen, den Tag beschreiten – Sie entscheiden, wie Ihr Leben verläuft, weil Sie es sind, der entscheidet, was Sie denken. Wie, fragen Sie sich? Wie kann ich durch meine Gedanken mein Leben beeinflussen? Durch das **richtige** Denken. Natürlich können Sie nicht den ganzen Tag über Ihre Gedanken kontrollieren. Das kann niemand.

Vielleicht fragen Sie sich, was Ihre Gedanken mit Ihrer Gesundheit zu tun haben? Sehr viel sogar. Sie können sich Ihre Gesundheit „erdenken". Unsere Gedanken sind ein sehr machtvolles Instrument. Wenn Sie denken, dass Gedankenkraft nur etwas für Yogis ist, die sich in Meditation üben, oder für Auserwählte, dann irren Sie. Jeder kann sich durch richtige und zielgerichtete Gedanken seine Gesundheit selbst erschaffen.

Schauen wir uns einmal an, wie ein ganz normaler Tag ablaufen könnte:

Montagmorgen sprinten Sie viel zu spät aus dem Bett, da der Wecker wieder einmal nicht geläutet hat.

Sie stürmen in die Küche und ärgern sich über das schmutzige Geschirr, das seit dem Vorabend herumsteht und keine Heinzelmännchen findet, die es wegräumen. Dann stolpern Sie fluchend über die hungrige Katze, die plötzlich unter Ihren Füßen vorbeihuscht, reißen die Kühlschranktür auf und bemerken, dass die Milch sauer geworden oder keine mehr da ist. Jetzt sind Sie stinksauer. Eilig öffnen Sie das Katzenfutterdöschen, wobei der Griff kaputtgeht. Sie versuchen mit dem Messer den Deckel zu öffnen, bevor Ihre unruhige Katze Ihnen die frisch angezogene Strumpfhose zerreißt, rutschen ab und schneiden sich in den Finger.

Wütend auf sich selbst und Ihre Katze, die bereits schmatzend über dem Fressnapf schnurrt, eilen Sie zum Verbandskasten, nur um festzustellen, dass weder Alkohol, noch Watte vorhanden sind (und die Pflaster haben Sie beim letzten Kindergeburtstag alle verbraucht, als die Horde von Fünfjährigen beim Eierlaufen in die Brennnesseln gefallen ist).

Also wickeln Sie sich mit der Küchenrolle einen „dicken Daumen“ und laufen zur Straßenbahn, die Ihnen genau vor der Nase die Tür schließt. Der Fahrer grinst Sie frech an und steigt aufs Gaspedal. Wut steigt in Ihnen auf, Sie zeigen (gedanklich natürlich) dem Fahrer den Stinkefinger (was würden sonst die Leute sagen?) und murmeln zu dem Passanten, der neben Ihnen steht: „Was für eine bodenlose Frechheit!“ Dieser sieht Sie verschlafen an, hat von all dem nichts mitbekommen, weil er gerade um die Ecke kam und denkt, Sie möchten ihn anmachen. Sie beginnen zu schwitzen, fühlen einen Kloß im Hals, denn in fünfzehn Minuten sollen Sie am Bürotisch sitzen, sonst meckert Ihr Chef wieder.

Kurz nach acht Uhr kommen Sie keuchend im Büro an, ärgern sich beim Öffnen Ihrer Mails, dass eine seit Tagen sehnsüchtig erwartete Mail noch immer nicht gesendet wurde, zerren ungeduldig am verknoteten Telefonkabel und tippen wütend die Ihnen bereits wohlbekannte Telefonnummer ein. Nach dem zwanzigsten Läuten sehen Sie ein, dass der Kunde wohl noch auf der Toilette sitzt, und beschließen, Ihren bereits erhöhten Blutdruck wegen des total schiefgelaufenen Tagesbeginns mit einem Tässchen gut riechenden und ebenso gut schmeckenden Espressos noch weiter zu erhöhen. Weil das Tässchen so klein ist, genehmigen Sie sich noch ein zweites. Außerdem zahlt es die Firma. Aber, wohlgemerkt: Sie denken an Ihre Gesundheit und verzichten auf den Schuss Milch (wegen des hohen Cholesterinspiegels oder weil auch hier die Milch übers Wochenende sauer geworden ist) und nehmen anstatt Zucker nur Süßstoff (wegen der Linie).

Was wäre ein Tässchen Kaffee ohne eine Zigarette danach? Fast fad! Der Kaffee schmeckt mit Nikotin einfach besser.

Frau Mitzi, die Reinigungsfrau, feiert heute ihren Geburtstag und lädt auf eine fettige Nusstorte ein (selbstverständlich mit viel Sahne). Eigentlich können Sie die Mitzi nicht leiden, weil sie die Kaffeetassen schlecht spült und Sie des öfteren Spuren des knallroten Lippenstifts von der unverschämt sexy und schlank aussehenden Praktikantin am Tassenrand entdeckt haben.

Man herzt und küsst sich und spricht Glückwünsche aus wie: „Alles, was du dir wünschst, soll in Erfüllung gehen!“ (obwohl man dies natürlich nicht so meint, weil nicht einmal Sie bekommen alles, was Sie sich wünschen), oder man sagt mit schelmischem Grinsen: „Man sieht dir dein Alter gar nicht an. Was, du bist schon 50?“ (wenngleich Ihr Gegenüber wie eine verrunzelte Zwetschge aussieht), trinkt noch einen Kaffee, weil sonst die Torte schlecht herunterrutscht (dieses Mal mit Zucker, weil der Süßstoff alle ist – Frau Mitzi hat wieder mal nicht rechtzeitig eingekauft, aber heute an ihrem Jahrestag kann man ihr das nicht sagen), entschuldigt sich und eilt zum Büroplatz.

Dort wartet schon ein wütender Chef und trommelt auf die Tischplatte. „Der Trottel soll mich in Ruhe lassen", denken Sie, aber trotzdem spüren Sie ein ungutes Gefühl im Bauch.

Ja, er bekomme die gewünschte Statistik sofort, ja, heute Vormittag noch. Sie setzen sich hin und arbeiten. Nach einer Stunde, Sie tippen gerade gemächlich in die Tasten und sind zufrieden mit sich und der Welt, tanzt Ihre Bürokollegin an und setzt sich auf Ihren Schreibtisch. Sie mögen das zwar überhaupt nicht, sagen aber nichts wegen ihrer geschwollenen Augen, die Ihnen traurig entgegenblicken.

Voller Mitleid lassen Sie die Statistik sein und hören ihr zu. Ihr Mann würde sie schlagen, sie wisse nicht, was sie tun solle, klagt sie. Ihre Kollegin tut Ihnen leid, und Sie wissen nicht, wie Sie helfen können. Es zieht Ihnen förmlich das „Herz" zusammen. Fast müssen Sie mitheulen, reißen sich aber zusammen.

Sie ist selbst schuld, warum trennt sie sich nicht von ihm, aber wahrscheinlich hat er so seine Qualitäten, denken Sie insgeheim. Sie gehen mit der Kollegin ins Kaffeezimmer (weil die Statistik ohnehin fast fertig ist und der Chef noch ein wenig darauf warten kann), wo das Radio läuft.

Sie versuchen, die Nachrichten mitzubekommen, während Sie mit einem Ohr der traurigen Geschichte Ihrer lieben Arbeitskollegin lauschen. In den Nachrichten wird nur von Mord und Totschlag berichtet. Irgendwo ist ein Bus mit 50 Touristen abgestürzt, und alle sind tot. Gott sei Dank fliege ich mit dem Flugzeug in den Urlaub, geht es Ihnen durch den Kopf.

In Südamerika herrscht eine Kältewelle wie noch nie, und Kinder erfrieren oder sterben an Lungenentzündung. Sie denken daran, dass Sie wieder einmal etwas spenden sollten, um ihr Gewissen zu erleichtern. Irgendwo wütete ein Erdbeben. Die Kollegin spricht immer noch, und Sie finden keine Worte. Langsam bekommen Sie Ihr altbekanntes Kopfweh und fühlen sich ausgelaugt und schlapp.

Und die gesamte Zeit über denken Sie. Sie denken an Gutes und an Schlechtes, Sie haben einen Wutanfall, dann ärgern Sie sich. Gegenüber Ihrem Chef benehmen Sie sich freundlich, innerlich zerfrisst Sie die Wut wegen seiner arroganten Art und seiner Inkompetenz.

„Wie hat er das gemacht, dass er Chef geworden ist?“ fragen Sie sich. Sie sorgen sich um Ihre Kollegin, bekommen Angst bei den täglichen Horrornachrichten und lesen bereits keine Zeitung mehr, weil immer nur Sensationsnachrichten gedruckt werden. Denn nur eine schlechte Nachricht ist eine gute Nachricht.

Hören Sie jetzt kurz auf zu lesen und beantworten sich selbst eine Frage. Glauben Sie, dass Hektik, Wut, Hass, Ärger, Unfreundlichkeit, Sorge oder schlechte Nachrichten Sie beeinflussen? Und wenn ja, wie?

Es beeinflusst Sie sogar sehr. Es macht Sie krank. Wenn Sie denken, Sie werden nur von viel Kaffee, Zigaretten, Alkohol, zu viel und zu fettem Essen, zu wenig Bewegung und Chips am Abend vor dem Fernseher krank, dann irren Sie sich. Sie werden krank, weil Sie sich krank denken. Ihre Emotionen machen Sie krank. Wut, Hass, Neid, Sorge, Kränkung, Angst und Unsicherheit machen Sie krank. Sie selbst sind es, die oder der sich durch Gedanken und Gefühle die Krankheit „anzieht".

Aber das muss nicht sein, Sie können sich auch wieder gesunddenken – oder gar nicht erst krankdenken. Das ist gar nicht schwer. Sind Sie jetzt geschockt, wenn ich behaupte, dass Sie sich Ihre Krankheit selbst „erdacht" haben? Dass Sie selbst schuld an Ihrer Krankheit sind? Niemand will das gerne hören. Ist es doch viel leichter, anderen die Schuld zuzuschieben. Der Nachbar ist schuld, weil er Sie immer ärgert; Ihr Sohn ist schuld, denn er hat eine Frau geheiratet, die Sie nicht leiden können; Ihr Chef ist schuld, denn er steht immer neben Ihnen und treibt Sie zur Arbeit an; Ihre Mutter ist schuld, denn Sie keift den gesamten Tag über. Oder so ähnlich. Erkennen Sie sich wieder?

Nicht andere sind an Ihrer Krankheit und Ihrem jetzigen Leben „schuld". Sie sind krank, weil Sie falsche Gedanken denken. Unser Körper ist Ausdruck unserer Gedanken. Leben wir in Einklang und Harmonie, geht es uns seelisch und körperlich gut.

Glauben Sie mir, Sie machen sich viel zu viele Sorgen.

Wie oft drehen sich unsere Gedanken um irgendeinen Kummer oder Sorgen, die sich dann wie von selbst auflösen? Wir haben Stunden damit verbracht, uns zu kränken, zu sorgen, zu beunruhigen. Hätten wir diese Zeit nicht besser nutzen können?

Was würde sich ändern, wenn Sie im voraus wüssten, dass sich Ihr Problem von alleine löst? Sie würden sich keinen Kummer machen? Aber das wissen Sie nicht im Vorfeld. Löst sich wirklich unser Problem, wenn wir die Gedanken darum kreisen lassen? Nein, sage ich Ihnen, es löst Ihre Sorgen überhaupt nicht, es verstärkt sie, oder etwa nicht?

Was wäre, wenn Sie sich keine Sorgen machen würden? Das können Sie nicht? Aber denken Sie mal: Was wäre wenn? Es hilft Ihnen offensichtlich nicht, sich Sorgen zu machen. Warum tun Sie es dann? Wäre das Leben nicht viel einfacher, wenn wir immer positiv denken und hoffen würden, dass sich unser Problem von alleine löst? Oder wenn wir positive Gedanken „ins Universum" schicken und wünschen würden, dass alles gut wird?

Aber was tun wir? Wir zerfressen uns innerlich vor Kummer und Pein, und am Ende erzielen wir dasselbe Resultat. Hören Sie auf, sich um alles zu sorgen, sich überall einzumischen, alles ernst zu nehmen. Sorgen, Kummer und Gedankenkreisen um immer dieselben Themen machen Sie krank.

Denken Sie positiv, und Ihr Leben wird sich positiv verändern. Ihre Schmerzen werden verschwinden, und Ihre Krankheit hat keine geistige Nahrung mehr, an der sie sich festhalten kann. Ihre negativen Gedanken und Ängste sind der Nährboden für Ihre Krankheit. Ändern Sie Ihre Gedanken, und Ihre Beschwerden werden sich verändern. Ich behaupte sogar: Sie werden verschwinden.

Leben Sie glücklich und nehmen Sie nicht alles ernst im Leben. Ich erinnere mich heute noch, wie meine liebe Tante mir immer vorwarf, ich würde das Leben nicht ernst genug nehmen. Ich sei so verspielt, das Leben sei etwas sehr Ernstes. Ist es das wirklich? Wie wäre Ihr Leben, wenn Sie keine Sorgen hätten? Wenn Sie nicht immer zu grübeln bräuchten? Wenn Sie nicht alles „zerdenken" würden? Herrlich? Sie würden sich frei fühlen, gesund und kräftig? Jeden Morgen würden Sie nach dem Aufstehen „Ich liebe dich, Leben!" in den Park schreien? Aber nein, das können Sie nicht, Sie nehmen Ihr Leben schließlich ernst! Sie müssen täglich grübeln und sich sorgen!

Müssen Sie das wirklich? Sie können Ihr Leben ändern. Sie können vor Gesundheit nur so strotzen, müssen keine Schmerzen haben, und trotzdem können Sie Verantwortung für Ihr Leben übernehmen. Das müssen Sie sogar!

☆☆☆

Vom guten und vom bösen Wolf

Ich möchte mit Ihnen eine alte Geschichte der Cherokee-Indianer teilen, einem Indianervolk aus Nordamerika.

Eines Tages erzählte ein weiser alter Cherokee-Indianer seinem Enkelsohn von dem Kampf, der in jedem Menschen vor sich geht.

Der alte Indianer sagte: „Mein Sohn, der Kampf geschieht zwischen zwei Wölfen, die in uns allen wohnen. Der eine Wolf ist das Schlechte: Zorn, Neid, Hass, Eifersucht, Trübsal, Klage, Groll, Minderwertigkeitsgefühl, Missgunst, falscher Stolz, Überheblichkeit, Ego, Lüge, Arroganz, Habsucht, Klage.

Der andere Wolf ist das Gute: Liebe, Frieden, Vertrauen, Mitgefühl, Demut, Hoffnung, Freundlichkeit, Einfühlungsvermögen, Großmut, Wahrheitsliebe, Freude."

Der Enkel dachte eine Minute darüber nach und fragte dann: „Und welcher der beiden Wölfe gewinnt?"

Gelassen antwortete der alte Cherokee-Indianer: „Derjenige, den du fütterst."

Derjenige, den wir füttern, gewinnt. Das heißt, sind wir beladen mit Hass, Neid, Wut, Eifersucht, Hektik, Sorge, Groll usw., ist unser Leben möglicherweise voller Probleme, Sorgen und Wehwehchen. Sie kennen sicherlich den alten Spruch: „Was du sähst, wirst du ernten." Sie bekommen in Ihrem Leben genau das zurück, was Sie aussenden.

Selten sind wir uns der Zusammenhänge bewusst, die zwischen unserer Saat und der Ernte stehen. Wenn wir etwas tun, das anderen schadet, ob bewusst oder unbewusst, wird das Auswirkungen auf unser Leben haben. Wenn jemand einem anderen Menschen etwas entwendet, wird es bestimmte Konsequenzen nach sich ziehen; zum Beispiel er stiehlt etwas und verliert „plötzlich" seine Arbeit oder bricht sich ein Bein. Oder ein Geschäftsmann betrügt seinen Partner, und auf einmal verlieren seine Aktien an Wert. Obwohl zwischen den beiden Ereignissen kein Zusammenhang besteht, handelt es sich um die Auswirkungen als Folge der „schlechten" Tat.

Denken Sie darüber nach, welche Gedanken und Gefühle Sie täglich haben – diese erzeugen Ihr Umfeld und sind bestimmend für den Verlauf Ihres Lebens. Sie sind auch verantwortlich für Krankheit oder Gesundheit. Auch wenn es niemand hören kann: Wen oder was Sie hassen und auf wen Sie neidisch sind, hat Konsequenzen für Ihr jetziges Leben.

Niemand ahnt, dass Sie Ihrer Nachbarin jedes Mal, wenn Sie sie im Supermarkt treffen, am liebsten mit dem Einkaufswagen auf die Fersen fahren würden, weil sie immer frisch und makellos frisiert aussieht, während Sie sich wieder einmal wie zerknautscht fühlen – solche negativen Gedanken und Gefühle bestimmen Ihr Leben. Vielleicht würden Sie am liebsten mit dem Traktor den Garten Ihres Nachbarn umgraben, weil bei ihm die Blumen in den buntesten Farben blühen, während in Ihrem Garten das einzige wild Wuchernde das Unkraut ist. Eventuell keimt

Neid in Ihnen auf, weil sich die Nachbarn am Ende der Straße schon wieder ein neues Auto geleistet haben.

„Wo sie sich doch erst voriges Jahr eins gekauft und dann auch noch den teuren Urlaub in Thailand gemacht haben! Sicherlich verdienen die ihr Geld mit schmutzigen Geschäften!“ denken Sie.

Möglicherweise hassen Sie Ihren Nachbarn, weil er am Wochenende immer die hübschesten Blondinen abschleppt. „Was der wohl hat, was ich nicht habe?“

Dies sind Emotionen in uns, die sich festsetzen, uns belasten und kränken. Sicherlich haben Sie schon einmal gehört: „Was kränkt, macht krank!“

Zunehmend sind sich Forscher einig, dass negative Gefühle und Gedanken wie Groll, Zorn, Angst, Feindschaft, Ärger, Neid, Arbeitsstress, Ehestress und Pflegedruck zu ernsthaften gesundheitlichen Problemen führen können. Es ist wissenschaftlich bestätigt, dass jahrelanger psychischer Stress, Druck, Groll, negative Gedanken und Worte unserem Körper gesundheitlich schaden. Aus Untersuchungen an Schmerzpatienten weiß man, dass psychosoziale Faktoren wie Ärger, Angst, Feindseligkeit, Verzweiflung, Hilflosigkeit, Traurigkeit, Aggression und Depression zu einer Verstärkung des jeweiligen Schmerzes beitragen.

Mittels einer Studie an Herzpatienten konnte bewiesen werden, dass oben genannte Faktoren zu hohem Blutdruck, Kopfschmerzen, Magenerkrankungen, Schwächung des Immunsystems bis hin zum Herzinfarkt führen können.

Negative Gefühle und Gedanken, die jahrelang bestehen, können sich als Krankheit manifestieren. Wenn Sie sich einmal heftig ärgern und dann wieder alles vergessen, besteht keine Gefahr für Sie. Aber durch monatelange, fortwährend negative Gedanken können Sie in Ihrem Körper Schaden anrichten.[1]

Neid, Hass, Wut, Eifersucht und Ärger sind Gefühle, die Sie innerlich auffressen. Das muss niemand mitbekommen, keiner muss davon wissen, aber es beeinflusst Ihr Leben und Ihr Wohlbefinden. Alle Gefühle, positive und negative, sind in Ihrem Unterbewusstsein gespeichert und bestimmen Ihr Leben. So, wie Sie Ihre Gedanken aussenden, kommen sie wieder zu Ihnen zurück. Senden Sie Hass aus, kommt Hass zu Ihnen zurück. Senden Sie Wut aus, kommt Wut zu Ihnen zurück. Senden Sie Ruhe und Gelassenheit aus, kommen Ruhe und Gelassenheit zu Ihnen zurück.

☆☆☆

Was hat Ihre Krankheit mit Ihren Gedanken zu tun?

Sehr viel sogar. Ihre Gefühle/Emotionen und Gedanken beeinflussen Ihr Leben. Sie sind nicht nur verantwortlich für Ihren Charakter, sondern auch für Ihre Gesundheit beziehungsweise Ihre Krankheit. Krankheiten beginnen durch negative, krank machende Gedanken und manifestieren sich erst dann im Körper als Beschwerden. Alles, was sich in Ihrem Kopf abspielt, beeinflusst Ihre Gesundheit. Sie meinen, Gedanken sind frei? Da haben Sie recht. Es sind Ihre Gedanken, und es ist auch Ihre Krankheit. Durch Ihre Gedanken (falsche Gedanken) entsteht Ihre Krankheit. Ihre ganz persönliche Krankheit. Es sind schließlich auch Ihre ganz persönlichen Gedanken.

Den ganzen Tag denken wir. Wir sinnieren über die Arbeit, unsere Probleme, die Nachbarn, die bevorstehende Kindergeburtstagsfeier, das anstehende Mittagessen... selten denken wir bewusst. Unsere Gedanken purzeln nur so dahin, manchmal denken wir so viel auf einmal, dass wir im nächsten Moment wieder vergessen haben, was wir eigentlich gerade machen wollten. So erledigen wir viele Dinge automatisch, ohne uns dessen bewusst zu sein.

Sind Sie schon einmal mit dem Auto zur Arbeit gefahren, während Sie telefonierten, sich an der Ampel die Lippen schminkten, die neuen Werbeplakate lasen oder genüsslich in Ihre Frühstückssemmel bissen? Standen Sie dann plötzlich vor dem Parkplatz, ohne sich bewusst zu sein, wie Sie dort hingekommen sind? Sie träumten und alles lief automatisch ab? Sie dachten, lasen, sprachen, lenkten Ihr Auto und aßen, ohne sich dessen bewusst zu sein.

Stets mischen wir unseren Unmut mit glücklichen Gedanken, schreiben nebenbei schnell die Einkaufsliste, schreien unseren Kindern nach, beantworten ein Telefonat, während wir fernsehen, und plaudern mit dem Nachbarn, so lange wir die Rosen schneiden. Denken Sie, dass diese vielen Gedanken und Gefühle keine Auswirkungen auf unser Leben haben?

„Alles, was wir sind, ist das Ergebnis dessen, was wir gedacht haben“

(Buddha)[2]

Sie müssen Ihre Gedanken nicht abschalten (geht gar nicht). Doch sollten Sie sich dessen bewusst sein, dass Ihre persönlichen Gedanken sehr machtvoll sind und Ihnen schaden können. Denken Sie einmal darüber nach, wie viele Gedanken Ihnen durch den Kopf gehen, während Sie dieses Buch lesen. Wir „erdenken“ uns quasi unser Leben, und es ist so, wie wir denken.

Es läuft nicht „zufällig“ schief oder gerade sehr gut, sondern es wird durch unsere Gedanken gesteuert. Gefällt uns unser Leben nicht, können wir es durch Änderung unserer Gedanken verändern. Durch „richtiges“ Denken können Sie sich Ihr Leben so kreieren, wie es Ihnen gefällt. So, wie Sie es gerne hätten. Ist das nicht herrlich?

Alles, was Sie sich bisher verwehrt haben und bei dem Sie dachten, dies sei doch nur etwas für andere, für

Reiche, Weise, Gescheite, Politiker, Studierte, Auserwählte…, alles das können Sie haben, wenn Sie es wollen.

Wie das funktionieren soll? Durch die Kraft Ihrer Gedanken.

Wie im Musikantenstadl: „Sie wünschen, wir spielen!" Sie wünschen und kreieren mit all Ihrer Gedankenkraft, und das Universum liefert Ihnen Ihren Wunsch. Der Impuls aber muss von Ihnen ausgehen.

Alle Dinge, die wir auf unserer Erde sehen, entstehen zuerst im Kopf, im Geist. Zuerst denken Sie an etwas, dann handeln Sie. Zuerst entstehen die „Dinge" in Ihren Gedanken – Sie haben einen Einfall, der sich dann materialisiert (Materie entsteht).

Sie möchten beispielsweise eine Suppe kochen. Zuerst denken Sie über das Rezept nach (in Gedanken), über die Zutaten (in Gedanken), dann kaufen Sie diese ein (Materie) und kochen die Suppe (Materie). Zuerst war der Gedanke, dann entstand das Gericht.

Vielleicht möchten Sie sich ein Haus bauen. Als Erstes entsteht es in Ihren Gedanken. Sie wollen sich das Haus Ihrer Träume konstruieren (Gedanke), dann suchen Sie in Katalogen nach schönen Fenstern, Türen, Säulen und stellen sich Ihr neues Haus vor (Gedanke). Danach wird es konkreter, wenn Sie einen Plan zeichnen lassen (Materie), die Werkstoffe kaufen (Materie) und das Haus bauen (Materie).

Sie benötigen Geld und denken nach, wie Sie sich dieses beschaffen können (Idee, Gedanke), entscheiden sich für einen Lottogewinn (Gedankenblitz), kaufen sich ein Los (Materie) und gewinnen Geld (Materie). Dann stehen Sie vor der Entscheidung, was Sie mit dem vielen Geld wohl anstellen sollen (Überlegung, Gedanken) und entscheiden sich für Ihr Traumhaus (Materie).

Sie sitzen im Restaurant und möchten die Rechnung bezahlen (Gedanke). Sie beschließen, den Kellner zu rufen (Gedanke), er kommt (materialisiert sich), und Sie bezahlen (Materie).

Sie möchten sich weiterbilden (Gedanke) und entscheiden sich für einen Sprachkurs (Gedanke), dann suchen Sie einen geeigneten Kurs in den Anzeigen der Tageszeitung oder im Internet (Materie) und besuchen diesen (Materie). Derjenige, der den Kurs gestaltet, hat zuerst in Gedanken über diesen Kurs nachgedacht (Idee, Gedanke), über das Lehrpersonal entschieden (Gedanke), eine Stellenausschreibung durchgeführt (Materie) und den Kurs in der Tageszeitung oder im Internet annonciert (Materie).

Wenn Sie etwas kaufen, zum Beispiel ein Möbelstück, ist dieses zu Beginn in Gedanken des Tischlers oder Designers entstanden, bevor es gezimmert wurde. Sie sehen das fertige Produkt, das zuerst in den Gedanken eines anderen Menschen kreiert wurde.

Wie Sie sehen, entsteht alles um uns herum zuerst in Gedanken, bevor es zu Materie wird. Genauso ist es mit unserem Körper und der Krankheit, die sich darin manifestiert. Ihre Krankheit „überfällt" Sie nicht zufällig. So, wie Sie denken, fühlen, sich äußern, mit anderen umgehen, streiten, schreien, alles in sich hineinfressen, toben oder ruhig sind, nachdenken, sinnieren, grübeln oder viel reden, sich freuen und laute Feste feiern oder zurückgezogen leben, großmütig handeln oder geizig sind, nachtragend grollen oder schnell vergessen und verzeihen, freundlich oder missmutig sind, so wird Ihr Leben sein und sich durch einen gesunden oder kranken Körper äußern.

Unsere positiven oder negativen Gedanken beeinflussen unseren Körper (Materie). Dies soll uns verdeutlichen, dass unser gesamtes Leben durch unsere Gedanken gesteuert und geleitet wird. Die Gedanken kommen von uns selbst, wir denken uns diese aus, niemand sonst. Unser Leben besteht aus Vorstellungen, wir denken den gesamten Tag über, aber nicht immer bewusst. Wir können nicht immer unsere Gedanken steuern, sind es doch Tausende pro Tag, die in unseren Gehirnen abgespult werden. Aber wir können und sollen auch aktiv, bewusst denken. Das Gute daran ist, dass es unsere eigenen Gedanken sind und wir diese bewusst steuern können, wenn wir es wollen.

Sie sollten sich im Klaren darüber sein, dass Sie den ganzen Tag denken und diese Gedanken sehr mächtig sind. Diese Ihre Gedanken bestimmen Ihr Leben, Ihr Umfeld, Ihre Gesundheit oder Krankheit. Sie können Ihre Gedanken bewusst aktiv in eine positive, gesundheitsfördernde Richtung steuern. Gefällt Ihnen etwas in Ihrem Leben nicht, können Sie es aktiv durch Änderung Ihrer Gedanken und Lebensanschauungen beeinflussen. Auch Ihre Krankheit (beziehungsweise Gesundheit) können Sie durch Neuerung und Abwandlung Ihrer Gedanken steuern.

Denn der Geist (der Gedanke) bestimmt über die Materie (den Körper). Die Krankheit, die sich in Ihrem Körper ausgebreitet hat, ist Materie. Es handelt sich um eine Manifestation Ihrer Gedanken. „Falsche, negative" Gedanken erzeugen einen kranken Körper, „gute" Gedanken einen gesunden Körper. „Richtige" Gedankenmuster können Ihre Krankheit verändern oder Ihre Gesundheit erhalten. Wenn Sie bewusster leben und darüber nachdenken, warum und wie Sie in manchen Situationen reagieren oder handeln, können Sie Ihre Krankheit verändern. Wichtig ist, sich dessen bewusst zu sein, dass Sie selbst derjenige sind, der sich seine Gedanken erschafft, unabhängig von den Handlungen Ihrer Mitmenschen. Wie Sie auf eine Situation reagieren, liegt an Ihnen, unabhängig davon, wie die anderen sich Ihnen gegenüber verhalten. Sie bestimmen Ihre Gedanken und können diese auch verändern.

Ein Beispiel:

Vielleicht werden Sie von einigen Ihrer Mitmenschen absichtlich geärgert oder verletzt. Sie sind gehässig und bösartig zu Ihnen. Es kränkt Sie, und Sie fressen alles in sich hinein. Wer, denken Sie, ist schuld daran, wenn Sie sich schlecht fühlen? Sind es die anderen, die Ihnen schaden möchten, oder sind es Ihre Gedankengänge, die dafür verantwortlich sind, dass es Ihnen schlecht geht? Wieso fühlen Sie sich schlecht und weinen stundenlang, wenn Sie gekränkt werden, während andere Menschen in der gleichen Situation sogar darüber lachen können oder einen Gegenangriff starten? Warum nehmen Sie sich „alles zu Herzen" und lassen sich kränken?

Erlauben Sie nicht, dass andere Menschen diese Macht über Sie haben. Manche lassen Sie absichtlich leiden (und haben sicherlich auch so ihre Krankheiten mit sich herumzuschleppen), andere unabsichtlich. Sie aber interpretieren die gegebene Situation für sich falsch.

Sie müssen und dürfen sich nicht von anderen Menschen kränken lassen. Nicht die anderen sind schuld an Ihrer Verarbeitung der Situation und Ihren Gefühlen, sondern Sie selbst. Denn es sind Ihre Empfindungen und nicht die „der anderen". Ihr Gegenüber weiß schließlich nicht, wie Sie empfinden (er/sie kann es nur vermuten). Aber die Reaktion kommt von Ihnen, aus Ihrem Inneren, von Ihren Gedanken und wie Sie die gegebene Situation mental verarbeiten. Die Wahl liegt bei Ihnen. Sie können beispielsweise Ihrem Mitgenossen spontan mit einer Ohrfeige drohen, ihn beschimpfen und sich danach herrlich gut fühlen. Auch können Sie weitere Personen mit einbeziehen und einen wilden Gegenangriff starten, sodass letztendlich Ihr Gegner zusammenbricht. Sie können sich aber auch alles so richtig „zu Herzen" nehmen, heulen und sich schlecht fühlen, Kreuzschmerzen (oder andere Beschwerden) bekommen und sich in Ihrem Elend suhlen. Nur Sie entscheiden!

Denken Sie bitte jetzt nicht, Sie müssten sich alles zu Herzen nehmen, weil es schon immer so war und Sie es nicht ändern können. Wenn Sie wollen, können Sie alles, was Ihnen an Ihrem Leben nicht gefällt, ändern. Wie wir in bestimmten Situationen agieren und reagieren, ist angelernt – von unseren Eltern, Geschwistern, Großeltern,

Mitmenschen, Nachbarn und Freunden abgeschaut. Die Verarbeitung der Situation wird durch die Gedanken gesteuert. Wenn Sie finden, dass Sie sich zu viel von Ihren Mitmenschen beeinflussen lassen, wenn Ihnen oft zum Heulen zumute ist, nur weil jemand ein „falsches" Wort gesagt hat, dann ändern Sie das! Es ist Ihr Leben. Sie leben für sich und nicht für andere.

Denken Sie niemals, Sie wären schwach, „arm" und verantwortlich für die Last der gesamten Menschheit. Alle und jeder würde Sie kränken und wäre gegen Sie. Nein, nicht die anderen sind gegen Sie, sondern Ihre Einstellung ist falsch. Und falls Ihre Umgebung doch offensichtlich gegen Sie ist, geht Sie das auch nichts an, das ist schließlich deren Einstellung Ihnen gegenüber und nicht die Ihre. Sie können sich davon befreien, indem Sie beschließen, sich nicht mehr verletzen zu lassen. Anstatt alles in sich hineinzufressen und sich danach schlecht zu fühlen, könnten Sie beschließen, dass die Gemeinheiten Ihrer Mitmenschen Sie nichts mehr angehen. Deren Einstellung zum Leben, Gedanken und Taten gehen Sie nichts an. Sie haben damit überhaupt nichts zu tun.

Wenn Ihr Gegenüber meint, Sie wären ein Trottel, ist das seine Meinung. Diese steht ihm zu (und geht Sie nichts an, es ist einfach nur seine Auslegung). Das muss sich mit Ihrer Meinung über sich selbst nicht unbedingt decken (außer Sie denken das auch über sich, dann sollten Sie es schleunigst ändern). Geben Sie niemandem, absolut niemandem!, die Macht über sich und Ihr Leben. Keiner hat das Recht, Sie absichtlich zu kränken oder zu erniedrigen. Wenn Sie sich stark machen durch Ihre Gedanken, ist Ihr Gegenüber machtlos und wird bald die Lust daran verlieren, Sie zu quälen. Indem Sie Ihre Gedankenenergie umpolen („Mir kann niemand etwas anhaben, ich bin stark“, „ich bin wie ein Felsen in der Brandung“), wird Ihr Feind bald von Ihnen ablassen und sich ein neues Opfer suchen, das sich gerne in der „Opferrolle“ sieht.

Ein weiteres Beispiel:

Wenn die Sonne scheint, sind die meisten Menschen fröhlich im Herzen, lachen und erzählen sich Witze. Sie fühlen sich herrlich. Regnet es oder herrscht trübes Wetter, sind sie grantig, gereizt und missmutig. Wer ist verantwortlich für die Laune der Menschen? Ist es das Wetter oder die Einstellung der Menschen zum Wetter? Es gibt genug Menschen, die bei jedem Wetter gut gelaunt sind. Für sie spielt es keine Rolle, ob der Himmel trüb oder klar ist. Sie haben für sich bestimmt, dass sie immer gut gelaunt sind. Das Wetter ist garantiert nicht an Ihrer Laune schuld, sondern Ihre Grundhaltung zum schlechten Wetter.

Kein Wunder, dass bei nebligem kaltem Wetter viele Menschen mit grantigem Gesicht durch die Gegend laufen und sich schlecht fühlen. In der „trüben“ Zeit kann man in vielen Zeitungen lesen, man solle bestimmte Tropfen als Stimmungsaufheller einnehmen, um gegen die regnerische feuchte Zeit gewappnet zu sein, ätherische Öle einatmen oder eine Lichttherapie gegen die befürchtete Winterdepression durchführen. In den Medien wird verbreitet, wie uns das schlechte Wetter beeinflusst und welche Mittelchen es dagegen gibt. Wir werden darauf hingewiesen, dass wir uns zu dieser Jahreszeit gefälligst schlecht und depressiv fühlen sollen, das sei doch ganz normal. Und wenn Sie das in der Zeitung lesen, muss es doch auch stimmen, oder?

Das „Böse“ sitzt in unseren Gedanken, Werken und Taten. So wie wir denken, fühlen und handeln, ist unser Leben. Wie wir unseren Alltag bestreiten, mit unseren Mitmenschen umgehen, unseren Partner und unsere Kinder behandeln, unsere Gedanken austauschen, wie wir lieben oder hassen, wie wir streiten, kämpfen und ätzen, lästern und über andere Menschen sprechen, so fühlen wir uns.

Denken Sie, dass es zum Beispiel normal ist, über andere zu lästern? Schließlich fühlen Sie sich danach viel besser, wenn Sie ein wenig über Ihre Mitmenschen schimpfen oder sich an deren Missgeschick erfreuen. Denken Sie, dass dies eine positive Eigenschaft ist, die wieder Positives in Ihr Leben zieht? Nein, es ist das Böse, das wir dadurch anziehen, es verführt uns und lacht hämisch. Überlegen Sie beim nächsten Nachbarplausch am Gartenzaun, ob Sie sich wirklich alle Gehässigkeiten über Ihre Mitmenschen anhören müssen oder auch noch bei den Lästereien mitmischen sollen. Sicherlich ist Ihnen aufgefallen, dass fröhliche, heitere und lebenslustige Menschen weniger krank sind als missmutige, depressive oder traurige.

Durch positive Gedanken ziehen Sie Positives an, und durch negative Ideen Negatives. Wie im Kopf (Gedanken), so im Körper (Krankheit/Gesundheit). Vielleicht widerstrebt Ihnen geradezu der Gedanke, dass Sie sich selbst Ihre Krankheit eingebrockt haben sollen. Niemand mag an seiner Krankheit schuld sein. Zu Beginn ist es sicherlich schwierig, sich einzugestehen, dass man durch eine falsche Denkweise seine Krankheit selbst angezogen haben soll.

Nehmen wir als Beispiel Ihre Beschwerden. Sie haben körperliche Beschwerden, die dadurch entstanden sind, dass Sie Negatives gedacht haben. Sie haben „falsche" Gedanken in Ihrem Kopf gespeichert, die Sie immer und immer wieder aufrollen und abspulen, sogar mehrmals am Tag. Diese Gedanken bereiten Ihnen Angst, sie lassen Sie in ein tiefes Loch fallen, machen Ihnen Sorgen, Kummer und Seelenpein. Dadurch materialisiert sich die Krankheit. Sie entsteht in Ihrem Körper. Sie haben Schmerzen, Behinderungen und Leid. Ihre negativen falschen Gedankenmuster sind verantwortlich für die Erkrankung in Ihrem Körper (in der Materie). Wenn Sie diesen negativen Gedanken keinen Platz mehr in Ihrem Kopf geben und nicht zulassen, dass Sie von ihnen aufgefressen werden und nicht mehr mit der Angst, den schlechten Gefühlen, den Belastungen der Vergangenheit und der Sorge vor der Zukunft leben, wenn Sie sich von den Altlasten befreien, die Sie bereits seit Jahren mit sich herumschleppen und es Ihnen gelingt, diese unnützen Gedanken abzulegen und durch positive Gedanken zu ersetzen, werden Ihre Symptome verschwinden.

Zuerst entsteht es im Kopf, in Ihren Gedanken, dann im Körper (Materie). Wenn Sie negative Gedankenmuster in positive umwandeln, kommt es in Ihrem Körper zu einer

Veränderung. Der kranke Körper wird gesund. Man könnte sagen: Du bist, was du denkst, oder wie Martin Luther es ausgedrückt hat:

„Du bist das, was du gestern gedacht hast."[3]

Vielleicht hadern Sie jetzt mit Ihrem Schicksal und bezweifeln, dass Sie selbst an Ihrem Leid schuld sein sollen. Sicherlich ist es einfacher, die Verantwortung auf andere Menschen oder schlechte Umstände zu schieben.

Es ist die Luftverschmutzung schuld, das fette Essen, der Lärm, die Zigaretten, die viele, stressige Arbeit, der Chef, die lärmenden Nachbarn, der Elektrosmog, die Computerarbeit... „Außerdem sind sowieso die anderen schuld an meiner Krankheit, weil ich mich immer kränken muss. Was soll ich denn tun, ich nehme mir eben alles zu Herzen, ich bin schließlich ein ernster Mensch. Alle sind gegen mich. Niemand liebt mich. Alle starren mich an, sobald ich einen Raum betrete. Wenn ich auf die Straße gehe, werde ich verfolgt. Niemand versteht mich. Ich bin einfach besser als die anderen, nur erkennt das niemand. Ich muss leiden, denn Leid ist gut und normal. Der Mensch braucht Schmerzen, damit er weiß, dass er lebt. Durch meine Krankheit werde ich wenigstens ernst genommen. Meine Mutter hat auch immer gelitten, das liegt bei uns in der Familie. Ich kann meine grässliche Kindheit nicht vergessen."

Vielleicht haben Sie die eine oder andere Aussage schon einmal geäußert oder gehört. Wir sind, was wir denken. Wenn Sie von sich denken und dazu noch sagen, dass Sie ein ernster Mensch sind, sind Sie auch ein ernster Mensch, der nicht viel Spaß am Leben hat (und in den Keller zum Lachen geht). Wenn Sie von sich behaupten, dass alles seine Ordnung haben muss, sind Sie wahrscheinlich ein Mensch, der alles sehr genau nimmt, dessen Leben straff geregelt ist und wenig Variation zum Ausweichen hat. Und behaupten Sie von sich, dass Sie sich immer kränken und alles zu Herzen nehmen müssen, was die anderen von oder zu Ihnen sagen, dann weinen Sie viel und bei jedem Anlass. Sehen Sie, Sie sind das, was Sie selbst von sich denken. Sie sagen es ja förmlich (oder denken, was Sie selbst sind). Ihr Leben ist so, wie Sie darüber denken und sprechen.

Patientenbeispiele:

Ein Patient von mir beschrieb seine Krankheit folgendermaßen:

„Frau Doktor, meine Krankheit verläuft seit Jahren immer gleich. Zuerst bekomme ich ein Kratzen im Hals, zu dieser Zeit ist mein Hals noch nicht rot, aber ich muss mich öfters räuspern, und am nächsten Tag habe ich Schmerzen in der Lunge und eine eitrige Bronchitis. Wenn ich dieses Kratzen im Hals bekomme, weiß ich bereits, dass ich morgen Bronchitis haben werde." Sehen Sie, der Patient erwartet förmlich, dass die Krankheit exakt so abläuft. Möglicherweise wäre er enttäuscht, wenn er nur ein Kratzen im Halse bekäme und die erwartete Bronchitis ausbliebe.

„Frau Doktor, im Winter bekomme ich alle paar Wochen eine starke Erkältung, ich kann mich gar nicht erholen, sondern falle von einer Erkältung in die nächste." Und dann passiert es auch so, wie man es sich „wünscht" und denkt.

„Ich spüre schon Stunden, bevor es zu regnen beginnt, mein kaputtes Knie. Es schmerzt, und ich habe Schwierigkeiten beim Gehen."

„Wenn ich mich in einem Lokal mit Klimaanlage aufhalte, erkälte ich mich immer. Sobald nur der geringste Luftzug auf meinen Rücken bläst, bekomme ich einen steifen Hals und habe tagelang Schmerzen."

Sehen Sie, was man sich alles einreden und dieses sogar noch verstärken kann?

„Dann habe ich tagelang Schmerzen", meint der Patient. Nicht einen Tag, nicht einige Stunden, nein, gleich tagelang gewährt sich der arme Mensch seine Schmerzen. Vielleicht haben Sie so starke Schmerzen, dass Sie zu Ihrem Partner sagen müssen: „Wenn ich in diesem Zustand bin, hilft mir gar nichts mehr, nicht einmal eine Schmerztablette." Und das glauben Sie dann auch, denn Sie sind davon überzeugt.

Na toll, dann leiden Sie ruhig weiter. Vielleicht haben Sie erkannt, dass Sie auch manchmal solche oder ähnliche Sprüche loslassen. Dadurch bekräftigen Sie Ihr Leiden und sagen „Ja" zum Schmerz. „Schmerz, sei willkommen, du darfst mich einige Tage lang richtig quälen, denn bei mir ist es immer so, und es wird immer so sein!"

Jetzt sagen Sie vielleicht, Sie könnten nichts dafür, Ihre Schmerzen kommen von allein, ohne dass Sie etwas tun. Sie wollen diesen Schmerz auch gar nicht. Bei Ihnen ist er nicht willkommen. Sicher ist, dass Sie sich ein falsches Schmerzmuster zugelegt haben. Durch Ihre Gedanken geben Sie dem Schmerz Kraft, bestärken ihn und gewähren ihm, sich in Ihrem Körper auszubreiten, niederzulassen, und Sie zu peinigen. Sie halten den Schmerz in Ihrem Unterbewusstsein durch Ihre Gedanken fest und sagen unbewusst: „Krankheit, sei willkommen."

☆☆☆

Wie innen, so außen

Wie sieht es in ihrem Inneren aus? Sind Sie aufgewühlt, verärgert, verstört, rastlos, haltlos, hilflos, verängstigt, am Boden zerstört? Man könnte diese Liste unendlich fortführen. Vielleicht wissen Sie, worauf ich hinauswill. Denken Sie nach, wie Sie sich fühlen. Wie ist Ihre Grundstimmung? Wie war Ihr heutiger Tag oder wie waren Ihre letzten Tage? Wie haben Sie sich gefühlt, was haben Sie gedacht, und wie haben Sie gehandelt? Ihr Fühlen (innen, Gedanken) spiegelt Ihr Außen (Krankheit im Körper, Umgebung). Sind Sie krank, stimmt mit Ihrem Innenleben etwas nicht. Möglicherweise haben Sie viele Probleme, Sorgen, Partnerstreitereien, Klagen, Schulden, die Sie auffressen, Kredite zu zahlen, kein Geld im Haus, Kinder, die viel Geld kosten und noch dazu „undankbar" sind. Sie sind enttäuscht vom Leben, von Ihrem Partner, Ihrer Familie, niemand unterstützt Sie, Sie sind allein, fühlen sich einsam unter vielen Menschen, niemand versteht Sie, oder Sie finden keinen geeigneten Partner.

Warum denken Sie, ist das so? Wer ist schuld daran? Bin ich schuld an Ihrer Situation, sind die anderen schuld an Ihren Schulden, Ihren Krediten, Ihren Streitereien mit den Kindern und Ihrem Leben? Ihr Leben, wie es momentan ist, haben Sie sich selbst zuzuschreiben. Niemand sonst. Liebe Leserin, lieber Leser, fassen Sie sich einmal an die Nase und seien Sie ehrlich zu sich.

Wenn Sie sich einsam fühlen, dann doch nur, weil Sie nicht unter Leute gehen, und wenn Sie unter Menschen sind, verschließen Sie sich, gehen auf niemanden zu. Möglicherweise will niemand etwas mit Ihnen zu tun haben, weil Sie eine unangenehme Art haben, mit anderen zu sprechen und immer recht haben müssen.

Wer ist schuld an Ihren hohen Krediten? Sind wirklich die „anderen“ schuld? Die Bank ist schuld, weil Sie Ihnen zu leicht Kredite gewährt hat, Ihre Exfrau ist schuld, weil sie in Luxus leben wollte, oder die Familie hat Sie zu teuren Investitionen überredet? Wer hat Ihrer Meinung nach den Kreditvertrag unterschrieben? Waren das die anderen? Nein, Sie waren es, also sind Sie auch schuld daran. Tut mir leid, Ihnen das so hart sagen zu müssen, aber alles, was in Ihrem Leben geschieht, haben Sie sich selbst zuzuschreiben. Wow, das ist jetzt nicht gerade angenehm, oder? Es ist immer einfach, die Schuld auf andere abzuwälzen. Alle sind schuld, nur Sie nicht. Durch Ihre Gedanken haben Sie sich das Leben aufgebaut, wie es heute ist: Ihre Schulden, Ihr Haus, Ihren Partner, Ihre Freunde, Ihr Auto und Ihre Krankheit. Alles schön „zusammengedacht“.

Vielleicht legen Sie jetzt das Buch weg und sagen: „Das ist doch idiotisch, ich soll schuld sein, das ist nicht wahr, wie kann diese Frau das wissen, bei mir ist das doch alles anders.“

Sicherlich, bei jedem Menschen ist es anders. Jeder hat seine eigene Geschichte, sein eigenes Leben. Dieses Leben hat er sich selbst erschaffen, durch seine Gedanken, Worte und Taten. So wie in Ihrem Inneren (Gedanken), präsentiert sich Ihr Äußeres (Umfeld, Job, Kinder, Partner, Krankheit, Gesundheit).

Vielleicht können Sie nachts vor lauter Schulden nicht schlafen und haben wahnsinnige Angst, Ihren Job zu verlieren. Und jetzt ist gerade die Situation, die Sie am meisten fürchten, eingetroffen. Ihr Chef hat Sie durch eine neue Maschine ersetzt. Sie sind arbeitslos. Diese Situation macht Sie so fertig, dass Sie sich zurückgezogen haben und tagelang nur grübeln, nachdenken, deprimiert sind und mit hängendem Kopf durch die Gegend spazieren. Es könnte nicht noch schlimmer kommen, jetzt sind Sie auch noch schwer erkrankt. Sie meinen, Ihre Krankheit hat mit all dem nichts zu tun? Hat sie wohl! Sie haben Ihre Krankheit erschaffen. Sie haben sich tagelang, wochenlang oder jahrelang durch Ihre negativen Gedanken „fertig" gemacht. Jetzt lassen Sie den Kopf hängen und sagen, das Schicksal sei schuld, Ihnen hätte nichts Ärgeres passieren können als diese Krankheit, die Sie arbeitsunfähig macht. Sie ziehen sich immer mehr zurück, lassen sich von Ihren Mitmenschen bemitleiden und versauen denen auch noch den Tag. Niemand ist so arm wie Sie, denken Sie insgeheim. Niemand auf dieser Welt. Wirklich niemand. Davon sind Sie überzeugt. Denn kein Mensch ist in so einer unpässlichen Situation wie Sie, und Sie wissen weder ein noch aus. So oder so ähnlich könnte es sein. Doch ich habe eine gute Nachricht für Sie.

„Die können Sie jetzt wirklich gebrauchen", meinen Sie? Sie sind dem Schicksal nicht ausgeliefert. Sie müssen Ihre Krankheit nicht erleiden, Sie müssen nicht Tausende Medikamente und Therapien durchprobieren, Sie müssen keine Angst haben zu leiden oder sich Ihrem Schicksal ergeben. Sie haben die Macht. Sie haben Ihre starken Gedanken. Die positiven Gedanken sollen von nun an, wo Sie diese Zeilen gelesen haben, alle negativen vertreiben. Die düsteren, angstvollen, schlechten, Sie runterziehenden, zerfleischenden, zerstörerischen Gedanken sollen keinen Platz mehr in Ihrem Leben haben. Mit der Zeit sind diese negativen Gedanken Ihnen in Fleisch und Blut übergegangen. Sie dachten, alle denken so. Es sei das Normalste auf der Welt für Sie, so zu denken. Sie beneiden Ihre Mitmenschen, weil diese lebensfroh und gesund sind. Weil sie immer heiter sind und mit einem Lächeln auf den Lippen und einem fröhlichen „Hallo" an Ihnen vorbeigehen.

Während Sie ein leises verstimmtes „Guten Morgen" murmeln (das aber gar nicht so meinen) und sich denken: „Wie kann man so früh schon so heiter sein?", ist Ihre Nachbarin immer gut gelaunt. Und Sie sieht auch immer gut aus, auch wenn Sie im ausgeschlappten Jogginganzug mit dem Hund Gassi geht.

Woran, denken Sie, kann das liegen? Was hat sie, das Sie nicht haben? Worin unterscheiden Sie beide sich? Beneiden Sie sie ein wenig, weil Sie etwas hat, das Ihnen fehlt? Sie können sich vorstellen, dass fröhliche Menschen auch frohe Gedanken haben. Positive, aufheiternde, aufmunternde, gutgelaunte Gedanken.

Oder denken Sie, dass gut gestimmte Menschen Horrorgedanken in Ihren Gehirnen abspielen und als Tarnung immer mit einem Sonnenlächeln auf den Lippen durch die Gegend spazieren, damit ihre Mitmenschen nicht mitbekommen, wie es in ihrem Inneren aussieht?

Ich kann Ihnen garantieren: So ist es sicherlich nicht. Fröhliche, gut gelaunte, positiv eingestellte Menschen haben positive Gedanken, und depressive, angstvolle, selbstzermürbende Menschen haben negative Gedanken. Das scheint doch logisch.

Sie leiden an einer Erkrankung, die Sie loswerden möchten. Sicherlich sind Sie nicht ohne Grund krank geworden. In Ihrem Leben gibt es etwas, das Ihnen Sorgen bereitet. Große Sorgen. Sie wissen, wovon ich spreche? Kann es vielleicht sein, dass Sie davon noch keinem Menschen etwas erzählt haben? Oder sind Sie der Typ Mensch, der seine Probleme jedem erzählt und alte Geschichten immer und immer wieder aufwärmt (und dadurch auch immer im Gedächtnis präsent hat, da, wo es richtig wehtut und man sich jederzeit an sein Problem erinnern kann)? Sie sagen, Sie müssen so denken, denn Sie wissen nicht, wie Sie sonst denken sollen? Schon immer haben Sie so gedacht, und Sie haben keinen Schimmer, wie Sie es besser machen sollen?

Alte Gedankenstrukturen zu ändern ist nicht einfach. Einfach zu sagen: „Denk positiv“, wird Ihnen nicht weiterhelfen, denn Sie wissen nicht, wie Sie plötzlich „positiv“ denken sollen. Ihre negativen Gedanken sind viele Jahre lang von Ihnen in Ihre Gehirnwindungen eingeprägt worden. Sie empfinden Ihre Gedanken als normal und alltäglich, was aber noch lange nicht bedeutet, dass Sie diesen Umstand nicht ändern können. Sie können ihn ändern, wenn Sie es wollen. Wenn Sie es wirklich wollen, wenn Sie gesund werden möchten und sagen: „Ja, ich möchte das probieren, ich möchte gesund sein, ich ändere jetzt meine Einstellung zum Leben und meine Gedanken“. Damit sind Sie auf dem besten Weg.

☆☆☆

Angst

Wir sollten damit aufhören, ständig in Angst zu leben und uns selbst Angst einzuflößen. Kranke Menschen haben haufenweise angstvolle Gedanken. Viele machen sich durch ihre ängstlichen Gedanken, die den gesamten Tag in ihrem Gehirn kreisen, selbst fertig. Gehen Sie manchmal ins Bett und denken vor dem Einschlafen über ein Problem nach, das Sie mental bis ins kleinste Detail zerstückeln und völlig überzogen aufbauschen? Stellen Sie sich die ärgsten Was-wäre-wenn-Szenarien vor und versuchen, nachts im Bett Lösungen dafür zu finden? Schlafen Sie beunruhigt ein und leiden unter Angstträumen? Haben Sie erlebt, dass sich Ihr „Problem" am nächsten Morgen als null und nichtig herausgestellt hat? Hätten Sie nicht besser geschlafen, wenn Sie von Ihrem „Problem" gedacht hätten, dass alles gut werden wird, und wenn nicht, Sie dieses auch noch am nächsten Tag hätten erledigen können?

Lassen Sie sich nicht von Ihren Ängsten in den Schlaf wiegen. Dadurch werden sie tief in Ihr Unterbewusstsein gespeichert. Wir beunruhigen uns oft mit Gedanken, die nicht real sind und möglicherweise nie eintreten. Stellen Sie sich keine Was-wäre-wenn-Probleme vor.

Was wäre, wenn mir der Arzt morgen bei der Besprechung der Blutuntersuchung sagt, dass mein Blutbild wieder schlecht ist? Dann muss ich wieder ins Krankenhaus und alle Untersuchungen über mich ergehen lassen. Sie stecken Schläuche in mich hinein und untersuchen mein Innerstes, sie schieben mich in kalte weiße Zimmer und lassen mich mit meiner Angst allein. Mit solchen oder ähnlichen Gedanken quälen sich viele Kranke, sie malen sich das Schlimmste aus, quälen sich in Gedanken und planen bereits ihr eigenes Begräbnis.

Hören Sie auf damit! Umsonst haben Sie nachts wach gelegen und darüber nachgedacht, was Ihnen Ihr Arzt wohl so Wichtiges sagen möchte. Vielleicht stellt sich am nächsten Tag heraus, dass sich Ihre Blutwerte verbessert haben. Hätten Sie Ihre Nacht nicht besser und entspannter verbringen können?

Wenn Ihnen negatives Denken, das ewige Kreisen von schlechten Gedanken, nichts nützt, es Ihnen sogar schadet, warum tun Sie es dann? Sie sagen, Sie können nichts anderes denken, es kommt Ihnen immer wieder in den Sinn, es läuft wie ein automatisches Tonband ab, und Sie können nichts dagegen tun? Wenn Sie sich erwischen, dass Sie sich in negativen, angstvollen Gedanken verstricken, müssen Sie diese sofort stoppen. Stundenlang dieselben negativen Denkmuster abrollen zu lassen bringt Ihnen höchstens Angst, Verspannungen und Schmerzen. Sperren Sie den Kobold aus und lenken Sie ihn ab. Immer wenn ein negativer Gedanke vor Ihrem geistigen Auge flackert, zerstreuen Sie ihn und denken Sie an etwas Schönes.

Sie können das! Sie selbst sind es, der immer wieder seine negativen Gedanken im Geist kreisen lässt. Deswegen können Sie das auch stoppen. Jedes Mal, wenn Sie bemerken, dass Ihr Gedankenkreisen wieder beginnt, halten Sie es an. Sagen Sie laut zu sich selbst: „Nein, ich will das nicht mehr. Ich denke jetzt positiv.“ Verdrängen

Sie das Negative aus Ihren Gedanken und Ihrem Leben. Sie haben die Macht über Ihre Gedanken. Sie allein. Sie können negativ oder positiv denken. Die freie Wahl liegt bei Ihnen.

☆☆☆

Was tun, wenn Sie Ihre „Denkfehler" erkannt haben?

Ganz wichtig ist, dass Sie nicht mit anderen über Ihre Krankheit sprechen. Das Motto: „Geteiltes Leid ist halbes Leid" hilft Ihnen wenig. Während Sie Ihren Mitmenschen von Ihrem Leiden und den gar so argen Schmerzen erzählen, „wärmen" Sie Ihre Krankengeschichte erneut auf und durchleben Ihre Schmerzen geistig. Ihr Unterbewusstsein speichert alles wieder ab. Wenn Sie ein besonders einfühlsames Gegenüber haben, erzählt er Ihnen sogleich von seinen Wehwehchen, und möglicherweise will er Sie noch übertrumpfen, indem er Sie davon überzeugen möchte, dass er viel mehr zu leiden hat als Sie. Ihre Schmerzen seien gar nichts im Gegensatz zu seinen. Dann ärgern Sie sich auch noch.

Eventuell sind Sie der Typ Mensch, der gerne über sich spricht und jeden Menschen über sein Leiden informieren möchte. Nehmen wir an, Sie leiden an einer schweren Krankheit wie Krebs und müssen wöchentlich ins Krankenhaus zur Chemotherapie. Wir alle wissen, dass eine Chemobehandlung nicht gerade angenehm ist, ja, sogar angsteinflößend sein kann und man mit Nebenwirkungen rechnen muss.

Sie gehen also zur Chemotherapie, und obwohl es nicht Ihre erste ist, wird Ihnen übel, und Sie fühlen unangenehme Hitze im gesamten Körper aufsteigen. Der Patient neben Ihnen hat schlechte Venen, die Ärzte plagen sich an ihm herum, und Sie müssen alles mit ansehen. Unglücklicherweise ist es Freitagnachmittag, und das Pflegepersonal nimmt soeben den Schichtwechsel vor. Deswegen lässt sich trotz mehrmaligem Läuten niemand blicken. Sie ärgern sich, denn Ihre Tropfflasche ist bereits seit zwanzig Minuten leer, und niemand reagiert auf Ihr ungeduldiges Klingeln. Außerdem ist Ihnen kalt, und keiner schließt das Fenster. Sie können nicht aufstehen, weil Sie mit Venenkanüle und Tropfflasche am Bett festgebunden sind. Wieder ärgern Sie sich.

Dann kommt ein neuer Arzt, den Sie noch nie gesehen haben. Sie bemerken, wie er umständlich an den Infusionsflaschen herumhantiert. Jetzt wird Ihnen angst und bange, und Sie fragen sich, ob er wohl weiß, was er tut. Sie getrauen sich natürlich nicht zu fragen, denn einen Arzt fragt man schließlich nicht. Außerdem könnte der Weißkittelmensch einen Groll Ihnen gegenüber hegen und sonstwas in die Chemoflasche einfüllen, denken Sie verängstigt.

Dann wird Ihnen Blut abgenommen, da der junge Arzt meint, Sie würden sehr blass aussehen. „Das hat mir bisher noch niemand gesagt", meinen Sie. „Nein, nicht nur blass, richtig gelb sehen Sie aus", schreit Ihnen der Arzt entgegen, während er umständlich mindestens einen Liter Ihres kostbaren Blutes abzapft. Da er sich ungeschickt anstellt, rinnt ein Teil des Blutsaftes Ihren Ärmel entlang und bekleckert auch noch Ihre neue Hose (jetzt können Sie diese morgen nicht mehr zur Feier von Tante Rosi anziehen). Sie sagen nichts, sind dennoch verärgert. Der Arzt murmelt einige unverständliche Worte der Entschuldigung und zieht ab.

Nach kurzer Zeit kommt er mit einem tiefroten Beutel, der mit Blut gefüllt ist, daher. Er hat es ja gleich gewusst, Sie brauchen eine Blutkonserve. Er kann sich gar nicht vorstellen, dass Sie es ohne Probleme ins Krankenhaus geschafft haben, bei dem grauslichen Blutbild, meint er. Sie schweigen und lesen verärgert und verängstigt die Einverständniserklärung, die er Ihnen unter die Nase hält. Verwirrt erfahren Sie von einer Liste von Nebenwirkungen, die eine Bluttransfusion mit sich bringen kann. Auf Ihren Einwand hin, dass Sie die Konserve nicht möchten, sieht der Arzt Sie verärgert an. Jetzt würden Sie ihm auch noch seine kostbare Zeit stehlen, und darüber hinaus hätte er diese extra für Sie bestellt. Es gäbe noch genug andere Arbeit für ihn, Sie sollen jetzt endlich unterschreiben, sonst müssten Sie auf einem anderen Dokument bestätigen, dass Sie keine Blutkonserve möchten. Wo denn das Problem sei, werden Sie vom Medicus mit dem verärgerten Gesicht gefragt.

Da Sie nicht auch noch schuld an Ihrem schlechten Blutbild sein möchten, lassen Sie sich zur Bluttransfusion überreden. Jetzt fühlen Sie sich weinerlich und wissen nicht, was Sie tun sollen. Sie werden unter Druck gesetzt und unterschreiben, der Arzt ist zufrieden, und sogleich fließt frischer warmer Lebenssaft durch Ihre Adern. Sie werden unheimlich müde und schlafen ein. Von einer Krankenschwester werden Sie unsanft geweckt, die Sie darüber informiert, dass die Therapie zu Ende ist. Sie dürften nach Hause gehen, meint sie. Aber vorsichtig, es könne Schwindel auftreten. Natürlich wird Ihnen schwindelig. „Heute geht auch alles schief", denken Sie. Angst überfällt Sie, Sie lassen den Kopf hängen und sind betrübt.

Zu Hause angekommen, erzählen Sie Ihre soeben erlebte Horrorgeschichte Ihrem Partner. Dann noch der Nachbarin und auch Tante Rosi am nächsten Tag (der Fleck aus der Hose hat sich Gott sei Dank leicht auswaschen lassen). Sie erzählen diese Geschichte jedem, der es hören will (oder auch nicht). Alle bemitleiden Sie und sagen, wie „arm" Sie doch sind und dass Sie sich das nächste Mal so etwas nicht gefallen lassen sollen.

Durch das ewige Weitererzählen Ihres Krankenaufenthalts erleben Sie Ihren Horroraufenthalt immer wieder. Er prägt sich fest in Ihrem Unterbewusstsein ein. Vielleicht schmücken Sie das Ganze noch ein wenig aus (die Geschichte muss schließlich verändert werden, sonst wird sie fad), und letztendlich sind Sie sich gar nicht mehr sicher, wie der Nachmittag wahrlich abgelaufen ist. Somit erleiden Sie jedes Mal Ihre Pein erneut und fühlen, was Sie damals gefühlt haben. Von Tag zu Tag fühlen Sie sich schlechter, denn der nächste Freitag, und somit der nächste Krankenhausbesuch, nähert sich bereits.

Teilen Sie Ihre Leidensgeschichte nicht mit anderen. Hören Sie auf damit, Ihrer Umgebung von Ihren Krankheiten und Schmerzen zu erzählen. Dadurch werden diese immer wieder im Unterbewusstsein abgespeichert und genährt. Durch das viele Abspulen Ihrer Krankengeschichte denkt das Unterbewusstsein, dass Krankheit etwas

Gutes ist und Sie damit einverstanden sind. Es nimmt an, dass Sie mit Ihren Schmerzen und Leiden zufrieden sind, sonst würden Sie diese wohl nicht so oft wiederholen. Ihr Unterbewusstsein fühlt sich bestätigt, dass Schmerz gut ist, denn es hört Ihre Leidensgeschichte täglich. Es urteilt nicht, sondern nimmt alle Ihre Gedanken für wahr an. Unser Unterbewusstsein denkt nicht selbstständig, es speichert, was wir ihm eingeben.

Sie selbst haben die Wahl, sich für Leid oder Lebensfreude und Gesundheit zu entscheiden. In Zukunft, wenn Ihre Schmerzen beginnen, sprechen Sie nicht darüber. Und denken Sie nicht stets an Ihr Leiden, dadurch wird es nicht besser. Im Gegenteil, wie Sie oben gelesen haben, verschlimmert es sich sogar. Sie nähren durch Ihre Gedanken Ihre Leiden und halten sie im Körper fest. Wenn Sie fortwährend an Ihre Schmerzen denken, werden diese sich verschlimmern, denn sie fühlen sich bestätigt. Wenn Sie denken, dass Ihnen alles wehtut, wird Ihnen auch alles wehtun. Durch das Denken an den Schmerz provozieren Sie ihn.

Schieben Sie die Schuld Ihrer Leiden nicht anderen zu. Sie hätten keinen hohen Blutdruck, wenn Ihre Frau nicht den ganzen Tag über quasseln würde, meinen Sie? Nicht Ihre Frau ist schuld daran, wenn Ihr Blut mit 200 mm Hg durch die Venen rauscht, sondern Sie selbst. Möglicherweise redet sie viel und nervt, Sie aber sind es, der durch seine Gedanken den Blutdruck nach oben treibt, nicht Ihre Frau. Es ist Ihre Einstellung, es sind Ihre Gedanken. Sie verarbeiten das Gerede Ihrer Frau falsch. Schließlich haben nicht alle anderen Menschen, die mit Ihrer Frau zu tun haben, einen hohen Blutdruck. Für Sie ergeben sich zwei Möglichkeiten: Entweder trennen Sie sich von ihr, oder Sie ändern Ihre Einstellung. Vor allem: Beschuldigen Sie nicht andere, sie wären an Ihrem Leiden schuld. Andere Männer werden auch ständig von Ihren Frauen angequasselt und leiden nicht unter hohem Blutdruck. Dies soll nur als Beispiel dienen, selbstverständlich gibt es auch Männer, die labern, und Frauen, die unter hohem Blutdruck leiden.

Noch ein kleiner Tipp: Falls Sie die Variante 1, also die Scheidung, vorziehen, wird Ihnen das bezüglich Ihres Blutdruckproblems nichts nützen, denn ohne Änderung Ihrer Einstellung wird es ein anderer Mensch oder eine andere Situation sein, die plötzlich an Ihrem Leiden schuld sein wird. Seien Sie sich bewusst, dass es nicht an den äußeren Umständen liegt, sondern aus Ihrem Inneren kommt. Von Ihrer Einstellung zu manchen Dingen oder Menschen.

Genau das müssen Sie ändern: Ihre Haltung. Denken Sie niemals, dass andere sich ändern sollen. Vergessen Sie es, andere ändern zu wollen. Warum sollten sie sich Ihretwillen ändern? Weil Sie einen hohen Blutdruck haben? Sie müssen sich selbst an die Nase fassen. So lange Sie Ihre Grundeinstellung nicht ändern, wird sich an Ihrer Krankheit nichts ändern. Eine Veränderung der äußeren Umstände nutzt Ihnen bei Ihrem Leiden nichts, wenn es in Ihrem Inneren (Gedanken, die die Krankheit nähren) gleich bleibt.

Sollten Sie sich dafür entschieden haben, dass Sie Ihre Schmerzen oder Ihre Krankheit nicht mehr möchten, ist der erste Schritt, nicht fortwährend an die Krankheit zu denken. Außerdem sollten Sie nicht darüber sprechen, keine Notizen ins Schmerztagebuch kritzeln, das Sie immer wieder durchlesen und Ihre Beschwerden dadurch noch mehr in Ihrem Unterbewusstsein eingravieren. Schreiben Sie bitte auch keine Mails an Ihre Freunde, hängen Sie sich nicht ins Internet in ein Forum und beschreiben haargenau jede Einzelheit Ihres Siechtums, und, vor allem: Benutzen Sie nicht Facebook, um die gesamte Welt über Ihre Leiden zu informieren und sich von Ihren Facebook-„Freunden" bemitleiden zu lassen. Ihnen sollte klar sein, dass niemand Ihnen Ihre Schmerzen und Ihr Leiden abnehmen kann, niemand, auch nicht Ihr Arzt. Nur Sie können das!

Sie müssen nicht leiden, Sie haben Ihr Leben, Ihre Krankheit oder Gesundheit voll in der Hand. Sie können entscheiden: durch die aktive Lenkung Ihrer Gedanken.

☆☆☆

Vermeiden Sie negative Gedanken

Wie wäre es, wenn Sie sich immer gut fühlen würden? Wäre das nicht herrlich? Ja, das wollen Sie. Dann denken Sie positiv! Niemand kann das für Sie tun. Sie allein sind für Ihre negativen oder positiven Gedanken verantwortlich. Geld, Macht, Ruhm oder Ehre helfen Ihnen nicht, wenn Sie sich durch Ihre Gedanken schaden. Was nutzt Ihnen das gesamte Geld dieser Welt, wenn Sie sich hassen und sich mit negativen Gedanken umgeben? Wenn Sie morgens aufstehen und den Kopf hängen lassen, weil Sie depressiv sind? Auch Ihr goldenes Kaffeeservice, aus dem Sie Ihren Morgenkaffee schlürfen, nutzt Ihnen nichts, wenn Sie sich bereits frühmorgens mit trüben und grauen Gedanken umgeben. Auch der Swimmingpool, voll mit herrlich warmer Eselsmilch, in den Sie sich wie Kleopatra legen, nutzt Ihnen wenig, wenn Sie depressiv sind; auch nicht der schwarze Mercedes mit weißer Ledergarnitur, ausgestattet mit Fernseher und Bar.

Bitte verstehen Sie mich nicht falsch: Ich will damit nicht ausdrücken, dass Geld schlecht ist, im Gegenteil: Geld zu haben, macht unser Leben sehr angenehm. Aber mit allem Geld dieser Welt können Sie sich Ihre Gesundheit nicht kaufen. In Ordnung, Sie können in Kur fahren und sich von einem braungebrannten Muskelprotz im hautengen Tanga massieren lassen. Oder sich von einer kleinbusigen Thai mit Schlammpackungen verwöhnen lassen, Sie können zur Rehabilitation fahren und sich dort einen Prinzen im Tanzsalon aufreißen. Wenn Sie sich aber weiterhin mit dunklen Gedanken umgeben, wird das Glück nur kurz anhalten, und Ihre Krankheit nicht verschwinden. Sie lauert unterirdisch, um im ungeeignetsten Moment auszubrechen.

Stellen Sie sich einen Eisberg vor. Sie sehen nur die Spitze, circa zwei Drittel des Eisbergs befinden sich unter Wasser. Genauso ist es mit Ihrer Krankheit. Wenn Sie zum Beispiel Kreuzschmerzen haben, ist das nur die Spitze des Eisbergs, ein Warnsignal Ihres Körpers. Alle Ihre negativen Gedanken, Ängste, Zweifel, Depressionen, die Sie weiterhin hegen, sind die anderen zwei Drittel. Möglicherweise sind Sie sehr hartnäckig und lieben es, sich bemitleiden zu lassen, suhlen sich in Ihren Schmerzen, lassen negative Gedanken kreisen und blasen Trübsal. Sie lassen den Kopf hängen, denken nur das Schlechteste von sich und der Welt. Ihre Schmerzen werden nicht besser, nein, sie verschlechtern sich von Tag zu Tag.

So kommt es, dass Sie, obwohl Sie ohnehin täglich an bewegungseinschränkenden Kreuzschmerzen leiden, auch noch einen auf den „Deckel" bekommen. Sie erleiden einen sehr schmerzhaften Bandscheibenvorfall und können plötzlich nicht mehr gehen. Von nun an müssen Sie viele Schmerzen erleiden, werden operiert und bekommen ein Stützkorsett verpasst. Sie gehen auf zwei Krücken und schleppen sich im Krankenhaus um drei Uhr morgens mühsam ins Fernsehzimmer, weil Ihr Bettnachbar immer laut mit offenem Mund schnarcht und Sie nicht schlafen lässt. Am Gang hat ein verwirrter alter Mann eine Bananenschale liegen lassen (so eine Schlamperei in einem Krankenhaus), und weil es dunkel ist (Sie wollten das Licht nicht einschalten, um die anderen Patienten nicht zu stören), rutschen Sie darauf aus. Sie fallen hin und brechen sich auch noch das rechte Bein. Ein offener Bruch.

Während Ihres Unfalls ist unglücklicherweise die Krankenschwesterstation nicht besetzt, da sich alle Schwestern einen Stock tiefer versammelt haben, um Sissi, Teil III, zu sehen. Niemand hört Ihre verzweifelten Hilferufe, und Sie müssen eine halbe Stunde schmerzgepeinigt auf dem kalten Steinboden liegen, bis Sie von einer Hilfskrankenschwester gefunden werden, die schnell einige Schokoladentrüffel holen wollte. Leider ist der Chirurg gerade im Einsatz (eine schwere Herzklappenoperation, die noch Stunden dauert), und Sie müssen bis zum nächsten Tag warten.

Dies könnte die Geschichte eines „Schwarzmalerpatienten" sein.

Immer dann, wenn Sie ohnehin keine Zeit haben und von einem Termin zum nächsten rasen oder auf einer stressigen Geschäftsreise im Ausland sind, bekommen Sie Ihren seit Jahren bekannten und verhassten Gichtanfall der großen Zehe und müssen zur Behandlung ins Krankenhaus.

Genau dann, wenn Sie viel zu lernen haben, Tag und Nacht büffeln müssen, weder Zeit für Ihre Freunde noch für Familie haben, bekommen Sie einen Migräneanfall.

Wenn wir es am wenigsten brauchen und unter Stress stehen, werden wir krank. Warum ist das wohl so?

Wenn wir nicht abschalten können, weil wir vor Sorgen, Problemen und Kummer unserem Körper und Geist keine Pause gönnen, werden wir krank. Sind Sie manchmal starr und unflexibel in Ihrem Verhalten und Ihren Lebensansichten? Könnten Sie sich Ihr Leben nicht angenehmer gestalten, wenn Sie die Zügel ein wenig lockern würden? Möchten Sie Ihre Schmerzen loswerden? „Verkrampf di net“ (Verkrampfe dich nicht), singt der Austro-Popsänger Ulli Bär, also lassen Sie ihren Träumen und Gedanken freien Lauf. Träumen Sie sich Ihr Leben, wie Sie es gerne leben würden.

Erträumen Sie sich Ihr Leben in Freiheit, mit Geld, Autos, Häusern, Liebe, Gesundheit, Lebensfreude und allem, was Ihnen vorschwebt. Es steht Ihnen alles zu. Vor allem Gesundheit brauchen Sie jetzt am nötigsten.

Träumen Sie davon, gesund zu sein, durch die Gegend zu springen und vergnügt wie ein junger Hund mit dem Ball um die Wette zu rennen. Schauen Sie nicht auf die Nachbarn und überlegen Sie nicht: „Was werden wohl die anderen von mir denken?“ Das kann Ihnen egal sein. Es gibt Ihnen sowieso niemand etwas. Alle wollen Ihren Senf dazugeben, wirklich helfen möchte Ihnen selten jemand. Seien Sie frei, fühlen Sie sich frei, lassen Sie sich nicht von anderen Menschen sagen, wie Sie zu leben haben. Ihr zukünftiges Leben soll so sein, wie Sie es gerne hätten. So, wie Sie es sich immer verwehrt haben, weil Sie dachten, Sie seien es nicht wert. Immer musste man für die Kinder sparen, für das Haus oder ein neues Auto, für den teuren Urlaub oder sonstiges. Jetzt ist es Zeit, an sich zu denken und das zu machen, was Sie schon immer machen wollten: Seien Sie verrückt!

Ver-rückt! Anders. Anders als die anderen, eben verrückt. Das Wichtigste für Sie in Ihrem Leben ist jetzt, dass Sie sich in Ihrer Haut wohlfühlen. Dass Sie sagen können: „Ja, es geht mir gut. Ich fühle mich wohl, endlich mache ich das, was ich schon immer machen wollte." Sicherlich haben Sie einen heimlichen Traum, von dem niemand weiß. Wie wäre es, wenn Sie sich diesen erfüllen würden? Lassen Sie die Zügel los. Seien Sie fröhlich und planen Sie die nächsten Schritte. Gehen Sie energievoll ins Leben und seien Sie Sie selbst. So, wie Sie es für richtig halten. So, wie es Ihnen gefällt.

☆☆☆

Sie selbst kennen sich am besten

Wer kennt Sie am besten? Niemand kennt Sie so gut, wie Sie selbst. Nicht Ihre beste Freundin, Ihr Partner, Ihre Kinder oder Ihre Mutter. Sie sind die einzige Person, die Sie wirklich kennt. Niemand kann in Sie hineinsehen. Keiner kennt Ihre Gedanken, verborgenen Ängste und Geheimnisse. Nur Sie allein. Deswegen sind Sie auch die einzige Person, die Sie retten kann. Sie wissen, was Sie denken, wie Sie fühlen, was Sie meinen oder nicht meinen, was Ihnen gefällt oder nicht gefällt, was Sie ärgert oder nicht ärgert, was Sie wütend macht oder nicht. Sie haben die Macht über Ihre Gedanken. Niemand kann für Sie denken, keiner greift in Ihre Gedanken ein. Es sitzt kein böser Wicht in Ihrem Kopf und flüstert Ihnen negative Gedanken ein. Sie sind es, der negativ denkt und fühlt. Sie sind Ihr größter Feind und erschaffen sich Ihre Probleme.

Wie fühlen Sie sich, und warum fühlen Sie so, wie Sie empfinden? Wer kann etwas dafür, wie Sie sich fühlen? Wer hat Schuld, wenn Sie sich schlecht und klein fühlen? Sie allein. Möglicherweise denken Sie schlecht über sich oder andere und fühlen sich danach auch noch miserabel?

Gut, vielleicht hatten Sie eine schlechte Kindheit, Menschen um sich, die Ihnen nichts Gutes wollten, Arbeitskollegen, die Sie schikanieren, einen Partner, der Ihnen auf den Wecker geht. Aber nicht alle Menschen, die in derselben Situation sind wie Sie, ärgern sich oder werden krank. Es liegt an Ihnen und der Verarbeitung des Problems. Sie können das ändern. Nur Sie allein, niemand sonst.

Wenn Sie immer unter Migräne leiden, Ihnen speiübel ist und Sie sich am liebsten im Bett verkriechen möchten, dann überlegen Sie einmal, was Ihnen durch den Kopf gegangen ist, bevor die Migräne aufgetreten ist. Und wenn Sie jetzt behaupten, Sie hätten nichts Besonderes gedacht, dann behaupte ich, dass das nicht stimmt. Denn das, was Sie gedacht und getan haben, hat Ihnen Ihren Migräneanfall beschert. Möglicherweise nicht direkt, sondern durch einen Impuls aus Ihrem Unterbewusstsein.

Bestimmte Situationen, Lebensumstände oder Vorfälle lösen gewisse Reaktionen aus. Vieles läuft unbewusst ab und ist eine Reaktion Ihres Unterbewusstseins. Die Programmierung Ihres Unterbewusstseins wurde von Ihnen vorgenommen – und zwar falsch! Es ist nicht Gottes böser Finger, der Ihnen ein Loch in Ihren Kopf bohren will, es sind nicht die schlimmen Nachbarkinder, die immer lärmen, es ist nicht der Rasenmäher, der laut knattert. Es sind Ihre Gedanken, und Ihre Art, diese gedanklichen Einfälle zu verarbeiten. Diese können dann der Auslöser für Ihre Migräneanfälle sein.

Beispiel:

Sie ärgern sich über die lärmenden Nachbarkinder und schimpfen laut aus dem Fenster, während diese über Sie lachen. Daraufhin entrüsten Sie sich noch mehr und fluchen vor sich hin. Bald danach bekommen Sie Kopfschmerzen – als Reaktion auf Ihre Handlung (das Schimpfen und Ärgern). Die Kinder spielen weiterhin fröhlich schreiend im Hof und freuen sich, dass Sie jetzt nicht mehr am Fenster hängen und hinausschreien (Sie liegen bereits im Bett mit einem kühlen Tuch, getränkt in Pfefferminzöl und leiden). Wer hat Schuld? Sie meinen, natürlich die Nachbarkinder, denn sie haben gelärmt. Darüber mussten Sie sich aufregen, und nun leiden Sie unter Kopfschmerzen. Klar, oder?

Aber mussten Sie sich aufregen? War es das wirklich wert? Könnten Sie die Sprösslinge nicht einfach nur als spielende Kinder betrachten und Ihre Gedanken auf etwas anderes lenken? Auf etwas, das es wert ist, anstatt sich über Kleinigkeiten aufzuregen ...,und um dann Migräne zu bekommen? Sie meinen jetzt, das seien keine Kleinigkeiten, die Rabauken machen das absichtlich, um Sie zu ärgern? Seit diese Fratzen eingezogen sind, haben Sie keine Ruhe, und von jeher sind Ihre Kopfschmerzen schlimmer geworden? Ehrlich, sind wirklich die Nachbarkinder schuld an Ihren Kopfschmerzen oder Sie, die Sie sich hineinsteigern? Sie sind der Meinung, wenn die Kinder keinen Lärm machen würden, bräuchten Sie nicht zu leiden? Vielleicht geben Sie dem Lärm zu viel Bedeutung und Wichtigkeit. Glauben Sie, alle anderen Mitbewohner haben auch Migräne und liegen den ganzen Nachmittag im Bett und leiden? Nein? Und warum nicht?

Ganz einfach, weil es für die anderen Zeitgenossen einfach nur laut spielende Kinder sind. Die anderen sind „taub“ für den Lärm, er stört sie nicht, sie hören nicht so genau hin. Sie schalten den Fernseher ein, gehen spazieren oder werfen mit Tellern, um contra zu geben. Aber der Lärm regt sie nicht auf, sie steigern sich nicht so hinein wie Sie. Vielleicht bemerken Ihre Nachbarn den Lärm überhaupt nicht. Fragen Sie mal, ob sie sich auch von den lärmenden Kindern gestört fühlen. Sie werden staunen.

Jeder von uns hat seine „Macken“, ob es nun der Parkplatz ist, den man Ihnen weggeschnappt hat und der Sie aufregt, die Verkäuferin, die Sie immer schief ansieht, die Preise, die ständig steigen, der Wind, der gerade dann weht, wenn Sie vom Frisör kommen. Jeder sieht das Leben anders, jeder von uns hat sich ein Lebenskonzept zurechtgemacht und hätte gerne, dass alles so funktioniert, wie er es will. Zumindest meistens.

So lange Sie starr in ihrer Lebensanschauung sind und sich über dieselben Dinge aufregen, werden Sie immer an den verschiedensten Zipperlein leiden. Sie sagen jetzt, Sie hätten sich Ihre Krankheit nicht gewünscht, und wie sollten Sie denn wissen, welche Ihrer Gedanken Ihnen die Symptome bringen? Möglicherweise kann Ihnen das der beste Psychoanalytiker nicht beantworten. Der einzige Mensch, der in sich die Antwort trägt, sind Sie. Ich weiß, es wäre einfacher, zum Onkel Doktor zu rennen, damit dieser Ihnen ein Wundermittel gegen Ihre Beschwerden verschreibt, oder Ihr Psychologe kramt in Ihrem Gehirn und sucht die Ursache. Wenn Sie absolut sicher gehen möchten, suchen Sie doch gleich selbst. Überlegen Sie, was Sie denken und warum Sie in manchen Situationen genauso handeln, wie Sie es tun. Beobachten Sie andere Menschen, wie diese manche Gegebenheiten meistern.

Ihr bisheriges Leben hat Ihnen gefallen, Sie können nicht klagen, Sie waren immer schon so, und plötzlich ist diese schreckliche Krankheit aufgetreten? Was hat sich geändert in Ihrem Leben? Oder waren Sie immer so, und nichts hat sich geändert? Gratuliere, dann hat Ihr Körper ohnehin lange durchgehalten! Jetzt will er eben nicht mehr. Ihre Krankheit ist Ausdruck Ihrer Gedanken. Möglicherweise verschwinden Ihre Kopfschmerzen, wenn Sie beschließen, Ihre Nachbarkinder auf einen Kakao einzuladen und den Lärm nicht überzubewerten. Es liegt an Ihnen. Es gibt nichts Unmögliches. Springen Sie über Ihren Schatten, Sie tun es für sich, nicht für die Kinder.

Wenn Ihnen in Ihrem Leben etwas nicht gefällt, dann ändern Sie es. Setzen Sie dazu Ihre Gedanken und Ihre Vorstellungskraft ein. Stellen Sie sich vor, was passiert, wenn ... und erwarten Sie, dass es eintritt.

Beispiel:

Sie wohnen mit Ihren Eltern zusammen. Da Sie noch studieren, haben Sie wenig Geld, weswegen es Ihnen momentan nicht möglich ist, aus dem Elternhaus auszuziehen.

Jeden Tag gibt es Streit mit Ihren Eltern, sie nörgeln ewig an Ihnen herum. Ihrem Vater passt Ihr Freund nicht, Ihrer Mutter nicht Ihre kurzen grünen Haare, und schon gar nicht die noch kürzeren Röcke. Wenn Sie zu Hause sind, kommt es täglich zum Streit. Sie möchten nicht mehr in Ihr Elternhaus gehen, sehen sich gefangen in Ihrer Wohnsituation. Schließlich möchten Sie nicht unter der Brücke schlafen.

Seit Jahren leiden Sie an Gastritis. Unerträgliche stechende Magenschmerzen mit Ausstrahlung bis in den Rücken, die Ihnen den Tag versauen. Und wenn es zum Streit zu Hause kommt, steigt es Ihnen „sauer" auf. Ihr Vater ätzt, Sie meckern zurück. Sie provozieren ihn oder er Sie. Ihre Mutter sitzt daneben und heult. Jeden Tag dasselbe Theater. Jeder Streit erhöht den Blutdruck Ihres Vaters und Ihren Magendruck. Sie können Ihre Wohnungssituation momentan nicht ändern, sehr wohl aber Ihre Gedanken und Einstellung dazu. Lassen Sie sich nicht einwickeln in den Streit mit Ihren Eltern.

Beschließen Sie, dass es Sie nicht mehr trifft, wenn Sie angegriffen werden. Mit lauten Worten zurückschlagen, schimpfen, schreien, streiten, hat Ihnen bisher nicht geholfen.

Sie tun es für sich, nicht für Ihre Eltern. Denken Sie niemals, dass die anderen sich ändern sollen. Darauf können Sie warten, bis Sie „schwarz" werden, das werden Sie nicht schaffen. Viel leichter ist es, sich und seine Gedanken zu ändern. Wenn Sie sich nicht mehr jeden Abend die Augen ausweinen möchten und Ihre Schmerzen satt haben, dann lassen Sie Ihren Vater schimpfen und toben. Lassen Sie ihn sagen, was er zu sagen hat. Auch wenn Ihre Mutter das hundertste Taschentuch vollschneuzt und seufzt, dass sie eine so unartige Tochter nicht verdient hätte, soll Sie das vollkommen kalt lassen. Sie müssen nicht arrogant, deplatziert oder unartig sein. Seien Sie wie ein Fels in der Brandung. Die Worte prallen an Ihrer Körperhülle ab, sie treffen Sie nicht, es ist Ihnen egal. Es sind die Vorstellungen und die Lebenseinstellung Ihrer Eltern und nicht die Ihren. Es darf Sie nicht persönlich treffen. Somit haben Sie Ihre Einstellung zur Situation geändert, es kann Sie nicht mehr verletzen.

Ihre Eltern werden handeln, wie sie es immer getan haben. Sie haben schließlich dieses Buch nicht gelesen. Vielleicht hätten Sie es auch nicht verstanden. Versuchen Sie nicht, Ihnen die Vorgänge zu erklären. Machen Sie es einfach für sich. Sie werden sehen, wie viel einfacher die Welt plötzlich ist. Und wie schön es ist, sich ohne sauren Magen zum Abendessen zu setzen. Seien Sie sich bewusst, dass Ihre Eltern nicht wissen, was sie Ihnen antun. Sie handeln, wie sie es wiederum von ihren eigenen Eltern gelernt und abgeschaut haben.

„Sie wissen nichts und verstehen nichts, denn sie sind verblendet, dass ihre Augen nicht sehen und ihre Herzen nicht merken können."

(Jesaja 44,18)[4]

Lassen Sie sich nicht kränken, von niemandem. Sie können jede Situation, die Ihnen nicht gefällt, durch Änderung Ihrer Einstellung auf die verletzenden Worte Ihrer Mitmenschen korrigieren. Jetzt! Lassen Sie die verletzenden Worte einfach abprallen. Egal, was man zu Ihnen sagt, es soll in den Äther schallen. Sie sind nicht damit gemeint. Es ist nicht für Sie bestimmt. Beschließen Sie, dass Sie sich von nun an nicht mehr fertig machen lassen. Niemand hat das Recht, Sie anzugreifen und zu beleidigen. Auch Ihre Eltern, Ihr Partner oder sonstige Zeitgenossen nicht. Sie sollten das auch nicht tun. Seien Sie sich bewusst, dass auch Ihre unüberlegten Worte anderen schaden können.

Sie sind das, was Sie denken, das Sie sind

Sind Sie sich bewusst, dass Ihre Gedanken sehr kraftvoll sind? Sie können morgens aufstehen, in den Spiegel blicken und sagen: „Wow, heute siehst du wieder blendend aus!“ Dann lächeln Sie sich an und freuen sich darüber, dass Ihr Spiegelbild zurücklächelt. Mit Zuversicht beginnen Sie den neuen Tag, und es wird ein guter Tag werden. Sie können aber auch mit grimmigem Gesicht ins Badezimmer wanken, Ihre Stirnfalten runzeln und böse zum Spiegel sagen: „Ich kenne dich zwar nicht, aber ich putze dir trotzdem die Zähne!“ Griesgrämig denken Sie daran, wie schlimm doch der heutige Tag werden wird. Damit geben Sie dem Negativen Kraft und ziehen Negatives an.

Beispiel:

Sie stolpern verschlafen in die Küche, um sich Ihren extrastarken Kaffee zuzubereiten, ohne den Sie morgens nicht in Schwung kommen. Beim Anblick der leeren Kaffeedose sind Sie endgültig davon überzeugt, dass der Tag schlecht verlaufen wird, und Ihre Stimmung sinkt ins Bodenlose. Wenn Sie bereits morgens denken, dass der gesamte Tag schlecht verlaufen wird, wird er das wahrscheinlich auch. Ihnen werden Missgeschicke passieren, Sie verlieren Ihre Geldbörse, verursachen einen Blechschaden, werden fast überfahren, weil Sie bei Rot über die Ampel hetzen, Ihr Lieblingsbrot beim Bäcker um die Ecke ist ausverkauft, und die letzte Zeitung wird Ihnen von der Nachbarin weggeschnappt. Dann werden Sie denken, Sie hätten das ohnehin bereits morgens gewusst, Sie seien halt mit dem „linken“ Fuß zuerst aufgestanden. Wenn Sie das glauben, geben Sie Ihrem Unterbewusstsein den Befehl, dass alles schief laufen muss und es so richtig ist.

Vor allem morgens sollten Sie sich vorab für den wunderschönen Tag bedanken und sich diesen wunderbar und reibungslos vorstellen. Beißen Sie kraftvoll ins Morgenkipferl und freuen Sie sich, dass alles klappen wird, was Sie sich vorgenommen haben. Beginnen Sie Ihren Tag optimistisch. Denken Sie niemals, dass Sie ein Unglücksrabe sind, ein schwarzes Schaf, das Glück Sie verlassen hat oder aus Ihnen ohnehin nie etwas werden wird.

Was denken Sie von sich, wenn Sie einen Fehler machen? Lassen Sie Sprüche los wie: „Heute bin ich wieder dumm!“, „ich bringe nichts zusammen“, „warum bin ich so ungeschickt?“, „alles, was ich anfasse, geht schief“, „lass mich das nicht anfassen, ich mache sicherlich alles kaputt“, „ich kann das nicht“, „noch nie im Leben habe ich etwas richtig hinbekommen“, oder sonstige kritische Äußerungen?

Dadurch geben Sie diesen negativen Gedanken Kraft, erwecken sie zum Leben und halten sie fest im Unterbewusstsein. Dieses speichert Ihre Gedanken und nimmt sie für wahr an. Denken Sie niemals, dass Sie ein Unglückskind sind. Seien Sie ein Sonnenkind des Glücks und erfreuen Sie sich jeden Tag, dass Sie leben dürfen. Sie sollten sich dessen bewusst sein, was Sie von sich selbst halten und wie Sie über sich urteilen.

Haben Sie schon einmal darüber nachgedacht, was

Sie von sich denken? Wie würden Sie sich gegenüber anderen Menschen, die Sie nicht kennen, beschreiben? Sind Sie ein optimistischer, lebensbejahender Mensch, der gerne lacht und andere mit seinem Humor und Charme mit sich reißt? Ein verschlossener Typ, der auf Partys still in der Ecke hockt und erst nach einigen Gläschen guten Weines den Mund aufbringt, um sich an der Schulter einer völlig verdutzten Partymaus die Augen auszuweinen? Sind Sie muffig, grantig und können sich selbst nicht ausstehen? Oder stehen Sie irgendwo dazwischen?

Schreiben Sie auf, wie Sie sich anderen Menschen präsentieren. Wenn Sie sich getrauen, fragen Sie Ihre Freunde, Familie, wie diese Sie sehen, und überprüfen Sie die Ergebnisse mit Ihrer Liste. Das kann Ihnen helfen, mehr über sich selbst zu erfahren. Alles, was Ihnen nicht gefällt, sollten Sie ändern. Für sich ändern. Nicht morgen, nicht übermorgen, nicht im Urlaub, zu Silvester oder in der Pension. Heute, ja, jetzt sollten Sie damit beginnen.

Starten Sie mit etwas Einfachem, etwas, das leicht zu realisieren ist. Arbeiten Sie an sich, das sind Sie sich und Ihrem Körper schuldig. Seien Sie sich dessen bewusst, dass Sie das Produkt Ihrer Gedanken sind. Deswegen sollten Sie niemals schlecht von sich denken. Hören Sie mit Selbstkritik auf. Wir machen das oft unbewusst, weil wir es immer schon getan haben, es von unserer Umgebung gewohnt sind oder so von unserem Elternhaus geprägt wurden. Als Kind wurden wir oft kritisiert. Vielleicht als Nichtsnutz, Taugenichts, fauler Junge/faules Mädchen, dumm, hässlich, wertlos, schlampig… bezeichnet.

Wie kritisieren Sie Ihre Kinder beziehungsweise andere Menschen? Denken Sie daran, dass diejenigen, die Ihrer Kritik ausgesetzt sind, möglicherweise genauso unter Ihren oft unbewusst ausgesprochenen kränkenden Worten leiden, wie Sie selbst es getan haben oder noch immer tun. Auch wenn manche Beleidigungen bereits Jahre zurückliegen, fressen sich diese noch immer durch unser Unterbewusstsein. Sie sind gespeichert und jederzeit abrufbar. Vielleicht weiß derjenige, der diese vernichtenden Worte Ihnen gegenüber ausgesprochen hat, nichts mehr davon. Es ist bereits so lange her, dass er sich nicht erinnern kann. Aber Sie können sich genau erinnern. Es hat sich in Ihr Gedächtnis eingeprägt, Sie verletzt, und es tut noch immer weh, obwohl die Verletzung bereits lange Zeit zurückliegt.

Glauben Sie nicht, was andere über Sie sagen oder gesagt haben. Das ist deren Meinung, es betrifft Sie nicht. Was geht Sie schließlich die Meinung und die Gedanken eines anderen Menschen an? Sie sind das, was Sie von sich denken, und nicht, was andere von Ihnen denken. Durch Ihre Gedanken wird Ihre Umwelt geformt. Auch Ihre Krankheit kommt von Ihren Gedanken und Gefühlen und nicht von anderen. Da Sie selbst Ihre Gedanken und Gefühle steuern, hängt es nicht von der Situation oder Ihren Mitmenschen ab, wie Sie sich fühlen, sondern davon, wie oder was Sie von der vorliegenden Situation oder Ihren Mitmenschen denken.

„Nicht die Dinge machen uns zu schaffen, sondern die Art und Weise, wie wir diese wahrnehmen."

(Epiktet)[5]

Unsere Einstellung und bewertenden Gedanken sind verantwortlich für unser Fühlen und Handeln, nicht das auslösende Ereignis. Diese Tatsache erklärt auch, warum Menschen auf ein und dasselbe Ereignis verschieden reagieren können. Sie kennen vielleicht Menschen, die einen kleinen Unfall mit ihrem Auto haben, unversehrt aussteigen und so wütend auf sich und den anderen sind, dass sie in ihrer Wut fast noch Schlimmeres anrichten.

Beispiel 1:

Sie haben einen Unfall mit dem Auto – das Blech ist verbeult. Sie denken: „So ein blöder Hund! Dem sollte man den Führerschein abnehmen.“ Ihr Gefühl und Ihr Handeln: Sie sind wütend und beschimpfen die andere Person.

Beispiel 2:

Sie haben einen Unfall mit dem Auto – das Blech ist verbeult. Sie denken: „Bin ich doch ein Glückspilz, dass mir nichts passiert ist!“ Sie freuen sich und unterhalten sich mit dem anderen Autofahrer. Das auslösende Ereignis ist für die beiden Autofahrer dasselbe: ein Unfall. Worin sie sich jedoch unterscheiden, ist die Art und Weise, wie Sie darüber denken, und wie Sie sich als Folge davon fühlen. [6]

Wenn Ihr Nachbar meint, Sie seien ein Hornochse, ist das seine Meinung. Sie steht ihm zu. Er kann schließlich denken, was er will. Es betrifft Sie aber nicht, denn Sie sind sicherlich nicht der Meinung, dass Sie ein Rindvieh sind. Im Gegenteil, Sie sollten immer nur gut von sich denken.

Und sollte das Gegenteil der Fall sein, überdenken Sie rasch Ihre Meinung. In Zukunft denken und sprechen Sie in den höchsten Tönen von sich. Sie sind ein wertvoller Mensch. Niemand hat das Recht, Sie zu beleidigen. Sie selbst sollten sich auch nicht schlecht machen. Machen Sie sich nicht vor anderen kleiner oder erniedrigen sich, und tun Sie das auch nicht mit anderen. Denn „wie man in den Wald hineinruft, so kommt es wieder zurück". In Zukunft denken Sie nur das Beste über sich und andere.

„Eine tausend Meilen weite Reise beginnt mit dem ersten Schritt."

(Laotse)[7]

Ein Schritt nach dem anderen, und Sie können Ihr Leben in die Richtung, die Sie anstreben, ändern. Nicht in die Richtung, in die Sie von anderen gedrängt worden sind. Meistens wollen andere Menschen nur das „Beste" für sich und nicht für die betroffene Person. Sie werden nicht glauben, in wie vielen Familien Kinder von ihren eigenen Eltern erniedrigt und beschimpft werden, nur damit sich die frustrierten Eltern besser fühlen. Ausgelaugt von der öden Arbeit, unzufrieden mit dem Leben, lassen Eltern oder Verwandte fröhlich ihren Frust an Kindern beziehungsweise an Schwächeren aus. Dadurch wird Stress abgebaut. Ob dies der beleidigten Person schadet, wird niemals erwägt. Darüber hat man auch noch nie nachgedacht.

Sie werden es nicht für möglich halten, wie viele Mütter ihre Töchter als hässliches Entlein bezeichnen, nur weil sie an sich die ersten Falten entdeckt haben und vor dem „Alter“ Angst haben. Töchter tragen ihr ganzes Leben lang nur Hosen, weil ihre Mütter einmal nebenbei meinten, sie hätten hässliche, krumme Beine. Oder sie tragen nur langes Haar wegen der abstehenden Ohren – so groß wie die eines Elefanten. Vielleicht kommt Ihnen eine alte Verletzung aus Ihrer Kindheit oder Jugend in den Sinn? Sie können eigenständig genau das Leben führen, das Sie sich immer für sich gewünscht haben, indem Sie Ihre Gedanken ändern. Lösen Sie sich von allem, was Ihnen an Ihnen nicht gefällt, und ändern Sie es.

Vor allem: hassen Sie sich nicht. Fühlen Sie in Ihrem Herzen, wie es sich anfühlt, wenn Sie sagen oder denken: „Ich hasse mich.“ Es zieht sich ganz klein zusammen. Indem Sie sich hassen, tun Sie Ihrem Körper nichts Gutes.

Wie fühlt es sich an, wenn Sie sagen: „Ich liebe mich“? Bemerken Sie den Unterschied? Seien Sie sich Ihrer kritischen, negativen Gedanken bewusst und ändern Sie diese. Glauben Sie nicht mehr daran, was Ihnen vor Jahren oder Jahrzehnten von Ihren Eltern, Ihrer Familie oder Ihren Freunden eingetrichtert wurde. Denken Sie nicht, dass Sie hässlich sind, abstehende Ohren haben, zu nichts zu gebrauchen sind und nur auf der Schattenseite des Lebens gehen. Übernehmen Sie jetzt die Führung für Ihr Leben. Denken Sie über sich nur wertvolle Gedanken und sagen Sie das auch bewusst laut zu Ihren Mitmenschen.

ÜBUNG: Mit dem Herzen fühlen

Ich möchte Ihnen eine einfache Übung zeigen, die Ihnen helfen kann, sich besser kennenzulernen. Sie kann Ihnen auch hilfreich beim Umgang mit anderen Menschen sein.

Stellen Sie sich auf Ihr Herzchakra ein. Dieses befindet sich in der Mitte Ihrer Brust, direkt unter dem Brustbein (es ist der längliche Knochen zwischen den Brüsten). Im Gegensatz dazu liegt unser Herz, das unser Blut durch den Körper pumpt, auf der linken Seite unserer Brust. Wenn wir „Herzschmerzen“ haben, zum Beispiel Liebeskummer, fühlen wir diesen in unserem Herzchakra. Haben wir Kummer, Ängste oder sind traurig, zieht sich unser „Herz“ zusammen. Auch hier ist das Herzchakra gemeint. Sind Sie fröhlich, lacht Ihr „Herz“.

Haben Sie sich schon einmal gefragt, wo sich der Ort befindet, in dem wir unsere Gefühle spüren? Sie fühlen Liebe und Freude – welch schönes Gefühl! Die Gefühle spüren wir im Chakra des Herzens, in unserem feinstofflichen Körper (also nicht in unserem physischen), aber trotzdem fühlen sie sich real an. Angst, Ärger, Kummer, Wut, Liebeskummer, Einsamkeit tun doch wirklich weh. Oder?

So können Sie sich bewusst auf Ihr Herzchakra einstellen:

Verwenden Sie den Atem als Hilfsmittel. Atmen Sie einige Male bewusst ein und aus, dann gehen Sie gedanklich in die Mitte Ihrer Brust, den Sitz Ihres Herzchakras. Bitten Sie Ihr Herzchakra, sich zu öffnen. Fühlen Sie, wie es sich weitet. Vielleicht ist es das erste Mal, dass Sie sich mit Chakren beschäftigen, aber keine Sorge, auch Sie können Ihr „Herz“ fühlen. Konzentrieren Sie sich und fühlen Sie, wie Ihr „Herzchakra“ sich weitet, denken Sie an etwas Schönes. Vielleicht an die Liebe, an ein freudiges Ereignis, an etwas, das Sie erheitert. Wie fühlt sich das an? Spüren Sie, wie Ihr „Herz“ immer weiter wird und wie gut Sie sich dabei fühlen? Schön, nicht wahr?

Falls Sie momentan nicht viel fühlen, kann es deshalb sein, weil Ihr Herzchakra blockiert ist. Es ist überschattet von Ihrer Angst, Ihrer Sorge über Ihre Erkrankung, verstopft durch Wut, Ärger, Depression und Altlasten von früher, die Sie seit Jahrzehnten mit sich herumschleppen. Wenn Sie sich weiterhin üben und in guten Gefühlen schwingen, lösen sich Ihre Blockaden.

Versuchen Sie jetzt, das Gegenteil zu fühlen. Denken Sie an etwas Negatives, an Hass, Neid, Sorge, Ärger, Wut.

Wie fühlt sich das an? Kein angenehmes Gefühl, oder? Ihr „Herz“ zieht sich zusammen. Es wird eng. Merken Sie, wie Gefühle auf Sie wirken? Gefühle sind real, wir fühlen sie in unserer Brust. Sie schmerzen, Sie brennen ein Loch hinein. Wir leiden durch unsere selbsterzeugten Gefühle und Gedanken. Wir tun es unserem Herzen und unserem Körper selbst an, uns schlecht zu fühlen – durch unsere Gedanken und Emotionen. Machen Sie Ihr Herz weit, fühlen Sie sich gut, denken Sie an etwas Schönes, an die Liebe, an Freunde, und Ihr Stimmungsbild wird sich ändern.

Sie haben immer die Wahl. Sie entscheiden sich für das Schöne, die Liebe und Freude. Dadurch heilen Sie sich und ändern Ihre Grundstimmung.

Ist es nicht ein wunderschöner Gedanke, jeden Tag mit einem fröhlichen Herzen aufzuwachen, anstatt Trübsal zu blasen, den Kopf hängen zu lassen, sich von seinen Depressionen auffressen zu lassen und vor Kummer und Ärger über Gott und die Welt zu vergehen? Wäre es nicht herrlich, Sie würden morgens die Augen öffnen, und es würde sich dieses weite und warme Gefühl der Liebe und Freude in Ihrem gesamten Körper ausbreiten? Liebe und Lebensfreude können die Schatten und Sorgen um Ihre Krankheit auslöschen.

Als ich auf der Krebsstation arbeitete, sagte einmal eine Patientin zu mir: „Ich stehe morgens auf, öffne das Fenster, sehe die Sonne lachen und sage: „Guten Morgen, Sonne“, und fühle mich herrlich. Mein Herz lacht, ich spüre die warmen Sonnenstrahlen auf meinem Gesicht, sehe den wolkenlosen blauen Himmel und strahle – ich fühle mich einfach wunderbar, und dann fällt mir wieder ein, dass ich Krebs habe, und es ist mir zum Heulen zumute.“

Fühlen Sie es, spüren Sie, was es mit Ihnen macht? Sie erleben die Höhen und Tiefen dieser Patientin. Vielleicht geht es Ihnen auch so, oder ähnlich. Natürlich sollen Sie Ihre Beschwerden nicht ignorieren, aber Sie sollten Ihrer Krankheit nicht zu viel Bedeutung geben. Sie sollte nicht Ihr „Lebenssinn“ sein. Es hilft Ihnen nichts, wenn Sie sich in Ihrer Angst suhlen. Lassen Sie sich nicht von der

Angst „runterziehen“. Ihr wahres Ich liegt in Ihrem Inneren, in Ihrem Herzen. Sie können die Liebe und die Freude fühlen.

Üben Sie dieses Gefühl der Liebe und Freude. Aktivieren Sie Ihr Herzchakra. Dadurch gelangen Sie zu mehr Lebensfreude und zu einem besseren Lebensgefühl. Die Liebe kann Ihnen helfen, Ihre Ängste und Sorgen um Ihre Krankheit zu überwinden. Liebe ist ein starkes und reinigendes Gefühl. Wenn Angst und Sorge über Ihre Krankheit Sie überfallen, fokussieren Sie sich auf Ihr Herzchakra, und denken Sie an die Liebe. Sie werden sich sofort besser fühlen.

Ich möchte mit Ihnen eine nette wahre Geschichte über ein frühgeborenes Zwillingspärchen teilen. Beide Kinder wurden mit Untergewicht geboren, man trennte die Zwillinge und legte Sie in zwei Brutkästen in zwei verschiedene Zimmer. Ein Kind hatte stabile Werte, das zweite Kind wurde von Stunde zu Stunde schwächer und drohte zu sterben. Eine Krankenschwester konnte diesen Umstand nicht mehr ertragen und brach alle Regeln. Sie nahm das schwache Frühchen aus seinem Brutkasten und legte es zu seinem Geschwisterchen. Dieses umarmte sogleich seinen Zwilling, woraufhin die Herztöne und Vitalzeichen bei dem schwächeren Kind anstiegen. Beide haben überlebt.

Fühlen Sie, was diese Geschichte in Ihnen bewegt? Fühlen Sie die Liebe und die Wärme? Wir werden mit Liebe geboren, sie liegt tief in uns, bei manchen von uns ist sie jedoch durch die vielen negativen Gefühle und Gedanken überschattet. Aber mit Liebe lässt sich alles heilen.

☆☆☆

Und wenn Sie der Nikolaus fragt, ob Sie das letzte Jahr brav waren, was werden Sie antworten?

Nein, Sie waren nicht brav. Sie haben dieses und jenes gemacht. Sie haben ab und zu über die Stränge geschlagen, zu viel Alkohol getrunken und auch zu viel geraucht. Sie haben sich ständig mit Ihrem Partner gestritten und waren ungerecht zu Ihren Kindern. Außerdem haben Sie den Mülleimer mit dem stinkenden Biomüll in den Garten Ihres nervenden Nachbars geschüttet. Deswegen verdienen Sie nicht die Schokolade vom Nikolaus, sondern die Kohle. Oder besser: gar nichts.

Niemand von uns ist perfekt. Auch der Nikolaus nicht. Seien Sie nicht allzu streng mit sich, auch wenn Sie Fehler begangen, Dinge getan, an die Sie sich lieber nicht erinnern, und Worte gesprochen haben, die andere verletzt haben.

Nichts im Leben ist so schlimm, als wenn Sie sich selbst nicht verzeihen können. Wenn Sie mit sich zu hart ins Gericht gehen, unflexibel und starr in Ihrem Denken sind. Damit schaden Sie sich und Ihrem Körper. Wer soll Sie bitteschön verteidigen, wenn nicht Sie selbst? Seien Sie nachsichtiger mit sich. Was auch immer Sie in letzter Zeit getan oder gesagt haben, es kann nicht so schlimm sein. Es gibt immer einen Weg. Sprechen Sie darüber, auch wenn es Ihnen schwer fällt. Legen Sie die Altlasten, die Sie jahrelang mit sich herumgeschleppt haben, ab. Indem Sie die Dinge, die Ihnen im Leben leidtun, immer und immer wieder aufwärmen, tun Sie sich nichts Gutes. Durch das ständige gedankliche Wiederholen der belastenden Situation oder der schlimmen Worte, die Sie lieber verdrängt hätten, verbleiben diese in Ihrem Gedächtnis. Immer wieder ärgern Sie sich, grämen sich, genieren sich oder werden wütend. Auf sich und auf andere. Damit halten Sie Ihre Krankheit in Ihrem Unterbewusstsein gedanklich fest.

☆☆☆

Übung: „Problemsack vorstellen“

Stellen Sie sich geistig einen Sack vor, den Sie mit Ihren Problemen beladen. Hier stopfen Sie alles hinein, was Sie an einem freien, schönen, flexiblen Leben hindert. Alles, was Sie stört, kommt in den Sack. Dann verschließen Sie den Sack mit einer imaginären Schnur, damit alles Ungewollte drin bleibt. Weg mit den Problemen, die brauchen Sie nicht mehr. Graben Sie geistig ein Riesenloch, stecken Sie den Sack in die Erde und bedecken Sie ihn wieder. Fühlen Sie sich befreit. Sagen Sie „Danke“, und fühlen Sie sich befreit.

Sicherlich wäre es auch hilfreich, wenn Sie zu Ihrem Nachbarn gehen und sich für die Verschmutzung seines Gartens durch Ihren verfaulten Biomüll mit einer Flasche Wein entschuldigen würden. Vielleicht ist der Nachbar zu Ihrer Überraschung ganz nett, und Sie gewinnen einen Freund. Auch wenn er nicht Ihr bester Freund wird, Sie gewinnen für sich die Freiheit von Ihren Sorgen. Sorgen müssen nicht sein, die machen Sie sich selbst, indem Sie zu unflexibel in Ihren Gedanken, Worten und Taten sind.

Auch wenn Ihre Tochter mit einem langhaarigen gepiercten Freak durch die Gegend zieht, Ihr Mann sich immer mit Suppe vollschlabbert und in Gesellschaft Unsinn spricht, Ihre Kollegin zu kurze Miniröcke anzieht und die Männer im Büro heiß macht – es soll Sie nicht stören. Bei der nächsten Herausforderung oder Sorge, die Sie massiv stört, die Sie unmöglich, grässlich und provokativ finden und unbedingt aus dem Weg geräumt werden muss, sollten Sie sich fragen, ob dieses Problem Ihre Mitmenschen auch stört, oder ob nur Sie sich davon belästigt und angezogen fühlen.

Vielleicht könnten Sie Ihre Meinung überdenken. Einfach etwas flexibler denken und handeln. Vielleicht könnten Sie versuchen, der störenden Situation nicht zu viel an Wichtigkeit und Wertigkeit zu geben. Fragen Sie sich, wie Sie sich fühlen könnten, gäbe es den Ärger mit dieser konflikthaften Situation nicht. Möglicherweise könnten Sie sie distanzierter betrachten. Stecken Sie alles, was Sie loswerden möchten, in einen imaginären Sack und vergraben Sie ihn. Und nächstes Jahr, wenn der Nikolaus Sie fragt, ob Sie brav waren und Schokolade verdienen, werden Sie mit „Ja“ antworten. Sie verdienen immer Schokolade, egal, was Sie getan oder gedacht haben. Sie müssen es sich nur erlauben. Seien Sie nicht zu hart mit sich.

Was immer Sie dieses Jahr für Schwierigkeiten auf sich gezogen haben, es kann niemals so schlimm sein, dass man sie nicht wieder umkehren oder glätten könnte. Seien Sie netter zu sich und verzeihen Sie sich. Erfreuen Sie sich mehr des Lebens. Wie wäre es mit mehr Lachen?

„Ein Tag ohne Lachen ist ein verlorener Tag.“

(Charlie Chaplin)[8]

Wahrscheinlich sagen Sie jetzt, dass Sie nichts zu lachen haben. Danach ist Ihnen gar nicht zumute. Es tut Ihnen aber sehr gut. Denken Sie an einen Witz, den Sie vor kurzem gelesen oder gehört haben. Lachen Sie noch einmal darüber. Durch das Lachen werden in Ihrem Körper Endorphine (Glückshormone) ausgeschüttet, die eine euphorisierende Wirkung auf ihn haben. Sie fühlen sich einfach besser. Nach einem richtig guten Lachanfall fühlt man sich befreit, gereinigt und herrlich. Sie stärken damit Ihr Immunsystem. Also lachen Sie. Während Sie lachen, werden Herz-Kreislaufsystem, Zwerchfell, Stimmbänder, Gesichts- und Bauchmuskeln stark angeregt. Dies führt unter anderem zu erhöhtem Blutdruck, Anstieg des Sauerstoffgehalts im Blut und zu einer Art inneren Massage des Unterbauchbereichs.

Nach einigen Lachanfällen findet man im Blut mehr Abwehrstoffe. Zu diesen Abwehrstoffen gehören auch die sogenannten Killerzellen. Diese stürzen sich auf Viren und fressen sie auf. Killerzellen können auch Krebszellen vernichten. Durch Lachen erhöht sich auch die Anzahl der Immunglobuline (Eiweißkörper); diese haben große Bedeutung in der körpereigenen Immunabwehr. Sie leisten Widerstand gegen Viren und Bakterien und können nach einem Lachanfall stundenlang anhalten. Auch Zytokine (Eiweiße, die eine regulierende Wirkung auf das Wachstum der Zellen ausüben) sind nach gesundem Lachen im Blutbild vermehrt zu finden und für die Abwehrfunktionen verantwortlich. Ebenso wird die Schmerzempfindung durch Lachen verringert. Es konnte bewiesen werden, dass Schmerzpatienten nach nur wenigen Minuten Lachens eine Verringerung ihrer Schmerzen empfanden, die mehrere Stunden anhielt. Außerdem hilft Lachen gegen

Verstopfung, Schlaflosigkeit, Kopfschmerzen, Migräne und Verspannungen der Skelettmuskulatur. In einer Studie der Universität von Maryland konnte an 300 Herzpatienten bewiesen werden, dass Lachen sehr gesund ist. Man fand heraus, dass Menschen mit Herzproblemen meistens humorloser sind als ihre Zeitgenossen. Sie lachen weniger, ärgern sich öfter und sind feindseliger.[9]

Probieren Sie es aus. Durch Lachen kann man einiges bewirken. Vor allem kann man seinen Heilungsprozess beschleunigen und sich danach herrlich gut und entspannt fühlen. Sie können für eine kurze Zeit Ihren Jammer vergessen. Kaufen Sie sich Witzhefte, lustige Bücher, fragen Sie jeden, den Sie treffen, nach einem guten Witz, und lachen Sie herzhaft darüber. Gehen Sie ins Kino und sehen sich eine Komödie an oder ins Kabarett, und lachen Sie, wie Sie noch nie zuvor gelacht haben. Treffen Sie sich so oft wie möglich mit lustigen Zeitgenossen, und vermeiden Sie griesgrämige Menschen. Lassen Sie durch herzhaftes Lachen Ihren Frust heraus. Lachen Sie, und Sie werden sehen: Danach fühlen Sie sich herrlich.

Wie wäre es, sich einige lustige Filme auszuborgen und diese gemeinsam mit Freunden anzusehen? Lachen Sie gemeinsam. Veranstalten Sie eine Lachparty. Wenn Ihnen das zu anstrengend ist, besuchen Sie einen Kurs in Lachyoga. Sie haben richtig gelesen. Keine Sorge, Sie müssen nicht die Beine hinter den Ohren verschränken und dabei noch lachen. Lachyoga oder auch Yogalachen ist eine Form von Yoga, bei dem grundlos gelacht wird. Die Übungen sind eine Kombination aus Dehn- und Atemübungen, dazu kommen pantomimische Übungen, die zum Lachen anregen. Das Gute daran ist, dass man auch zum Lachen angeregt wird, wenn man keinen Humor hat. Die Teilnehmer werden durch Blickkontakt und Gruppendynamik zum Lachen gebracht. Der Gründer des Lachyogas, Madan Katarina, sagt über diese Technik: „Wir lachen nicht, weil wir glücklich sind – wir sind glücklich, weil wir lachen!“ Weltweit gibt es mehr als 5.000 Lachklubs. Vielleicht gibt es auch einen in Ihrer Nähe? Denken Sie daran: „Lachen ist gesund!“

☆☆☆

Zusammenfassung

1. Durch negative Gedanken ziehen Sie Negatives in Ihr Leben. Krankheit entsteht durch falsche, negative Gedanken und Gefühle.
2. Was Sie aussenden, bekommen Sie zurück. Senden Sie negative Gedanken aus, ziehen Sie Negatives in Ihr Leben. Senden Sie positive Gedanken aus, kommt Positives zu Ihnen zurück.
3. Wir sind das, was wir denken. Also denken Sie nur das Beste von sich.
4. Fühlen Sie sich niemals minderwertig und „klein". Damit geben Sie Ihrer Krankheit Nahrung und halten sie im Unterbewusstsein fest.
5. Lachen Sie mehrmals täglich, und vermindern Sie dadurch Ihre Schmerzen.

☆☆☆☆☆

II. GEDANKEN ÜBER GOTT

„Du mußt deinen eigenen Weg finden, nicht meinen."

(Richard Bach, EinsSein)

Das Universum ist ein riesiges Gehirn

Es gibt eine höhere Kraft, von der ich überzeugt bin, dass sie existiert. Ich glaube nicht nur, dass sie existiert, sondern ich weiß es. Es gibt mir Hoffnung und Trost. Ich weiß, dass es etwas gibt, das mich auffängt, wenn es mir schlecht geht. Dieser Kraft kann ich alles erzählen – alle meine Sorgen, Geheimnisse und Probleme.

Ich nenne diese Macht Gott. Im Zeitalter der Spiritualität hat man viele Worte dafür geschaffen: Gott, Vater, Macht, universelle Kraft, Matrix, göttliche Matrix, Stoff, Ursubstanz, Ursuppe, lebende Substanz, Unendlichkeit, kreative Macht, formlose Intelligenz, Quelle, Natur, bedingungslose Liebe, Nullpunktfeld.

Diese Kraft ist allmächtig, sie ist immer da und um uns. Sie hört und sieht alles, und wir können mit dieser allmächtigen Kraft kommunizieren. Und ab sofort sollten Sie das auch. Mit Ihrem Leid und den Sorgen können Sie sich an Gott wenden. Diese Kraft ist mitten unter uns, und wenn Sie Ihre Gedanken richtig fokussieren, werden sie von der göttlichen Macht erhört. Sie sind nie allein, auch wenn Sie es manchmal so empfinden oder denken. Bereits in der Bibel finden wir Hinweise, dass Gott genau unter uns ist:

Jesus sagte: „Das Reich Gottes ist mitten unter euch."

(Lukas 17,21)[10]

Das Reich Gottes ist nicht irgendwo. Weder „oben", noch „unten." Es ist genau hier, wo auch wir leben. Wir leben im selben „Reich" – Erde, wie auch Gott, denn er ist mitten unter uns. Wir sind Teil des Universums, das aus Energie besteht. Jeder unserer Gedanken ist Energie – wir sind Energie.

Ich möchte einige wichtige Persönlichkeiten hervorheben, die sich über Gott, das Universum und die Energien, die uns umgeben, Gedanken gemacht haben.

Sokrates, griechischer Philosoph, der von 470-399 v. Chr. lebte, meinte: **„**Es gibt eine unsichtbare Energie, eine Form oder Seele, die der Materie dann Form verleiht. Diese Energie ist bereits vor dem Leben da und wird für immer da sein; also ist sie getrennt von der Materie. Diese Energie ist perfekt, ein Ideal. Und sie ist unveränderlich. Die materielle Welt ist unvollkommen oder ein korrupter Schatten des Ideals. Die unsichtbare Welt ist perfekt und vollkommen, die materielle und sichtbare nicht."[11]

Der große Arzt der beginnenden Neuzeit, **Paracelsus** (1493-1541), war der Auffassung, dass die Medizin auf Natur- und Gotteserkenntnis fußt. Zum Verständnis der Dinge und damit auch der Krankheiten und ihrer richtigen Behandlung seien einerseits empirische Befunde, andererseits – und weitaus wichtiger – die Betrachtung des Großen und Ganzen notwendig: „Denn der Mensch kann nur vom Makrokosmos aus universalistisch erfasst werden, nicht aus sich selbst heraus. Erst das Wissen um diese Übereinstimmung vollendet den Arzt." Für Paracelsus ist der materielle Körper lediglich ein Teil des für den gewöhnlichen Betrachter zu großen Teilen nicht sichtbaren, vollständigen Körpers.[12]

René Descartes (1596-1650, französischer Philosoph, Naturwissenschaftler und Mathematiker), der für den berühmten Ausspruch „Cogito ergo sum" („Ich denke, also bin ich") bekannt ist, über die Existenz Gottes (Gottesbeweise): Sein erstes Argument ist, dass es im Bewusstsein eine Idee Gottes als „vollkommenstes Wesen" gibt. Zur Vollkommenheit gehört laut Descartes zwangsläufig auch die Existenz – etwas nicht Existentes sei auch nicht vollkommen. Schlussfolgerung: Gott existiert!

Zweitens kann laut Descartes die Vorstellung Gottes, der cin „unendliches Wesen" ist, nicht von unserem „endlichen" (also begrenzten) Verstand hervorgebracht werden. Wir können die Idee Gottes demnach nur in uns tragen, weil Gott selbst sie uns eingegeben hat. Schlussfolgerung: Gott existiert![13]

Max Planck (1858-1947, deutscher Physiker):

„Meine Herren, als Physiker, der sein ganzes Leben der nüchternen Wissenschaft, der Erforschung der Materie, widmete, bin ich sicher von dem Verdacht frei, für einen Schwarmgeist gehalten zu werden. Und so sage ich nach meinen Erforschungen des Atoms dieses: Es gibt keine Materie an sich. Alle Materie entsteht und besteht nur durch eine Kraft, die die Atomteilchen in Schwingung bringt und sie zum winzigsten Sonnensystem des Alls zusammenhält. Da es im ganzen Weltall aber weder eine intelligente, noch eine ewige Kraft gibt – es ist der Menschheit nicht gelungen, das heiß ersehnte Perpetuum mobile zu erfinden –, so müssen wir hinter dieser Kraft einen bewussten intelligenten Geist annehmen. Dieser Geist ist der Urgrund aller Materie. Nicht die sichtbare, aber vergängliche Materie ist das Reale, Wahre, Wirkliche, denn die Materie bestünde ohne den Geist überhaupt nicht, sondern der unsichtbare, unsterbliche Geist ist das Wahre! Da es aber Geist an sich ebenfalls nicht geben kann, sondern jeder Geist einem Wesen zugehört, müssen wir zwingend Geistwesen annehmen. Da aber auch Geistwesen nicht aus sich selbst sein können, sondern geschaffen werden müssen, scheue ich mich nicht, diesen geheimnisvollen Schöpfer ebenso zu benennen, wie ihn alle Kulturvölker der Erde früherer Jahrtausende genannt haben: Gott!"[14]

Das Konzept einer alles durchdringenden Lebensenergie ist keine Glaubensfrage, sondern erfahrene Realität in praktisch allen großen Kulturen dieser Welt. Diese Energie wurde und wird als lebensnotwendig betrachtet. Die Heiltraditionen der alten Kulturen beruhen auf der Erfahrung, dass der freie Fluss dieser universellen Lebensenergie für die Gesundheit der Menschen notwendig ist.

Bei den Japanern heißt diese Energie KI, bei den Tibetern LUNG, bei den Griechen PNEUMA, in der Bibel ODEM GOTTES, in Afrika MINGO, in Polynesien MANA, bei den Hindus heißt sie PRANA, bei den Chinesen QI. In unserer heutigen Zeit bezeichnen die Physiker diese Lebenskraft als NULL-PUNKT-ENERGIE (Lebensenergie). Es handelt sich um die Energie, die noch vorhanden ist, wenn ein physikalischer Raum bis zum absoluten Nullpunkt (0 Kelvin) abgekühlt ist. Andere Namen für Nullpunktenergie sind kosmische Energie, Tachyon-Energie, Schöpferkraft, göttliche Mutter. Sie ist im gesamten Universum unabhängig von Materie existent.

Es gibt verschiedene Meinungen über diese sogenannte Nullpunktenergie, die man sich zum Beispiel für Wassermotoren zunutze gemacht hat. Es ist ein Fakt, dass es im Universum eine Energie gibt, die immer da ist, nichts kostet und nutzbar gemacht werden kann. Sie ist aber nicht messbar. Bereits Anfang des 20. Jahrhunderts erfand Nikola Tesla einen Energiekonverter, der kostenfrei, sauber und uneingeschränkt Energie aus dem Umfeld bezog. Es entstanden dabei keine giftigen Abgase, keine Abfallprodukte, kein Verschleiß, der Konverter war geräuschlos, und das Beste an allem: kostenlos. Leider konnte dieser Konverter nie genutzt werden, möglicherweise war der Druck der Öl,- Gas,- Kohleindustrie und der Atomkraftwerksbetreiber zu groß. [15]

Für uns bedeutet dies, dass es eine Energie gibt, die man zwar nicht messen, aber nutzen kann. Es existiert eine Energie, die uns alle umgibt und die immer da ist. Aus dieser Energie wurden wir geboren, und in diese Energie werden wir wieder eingehen, wenn unser Körper stirbt. Unsere Seele ist unsterblich. Sie ist aus dieser Energie entstanden. Ist es nicht eine befreiende Idee, dass wir aus der allumfassenden göttlichen Kraft und Liebe entstanden sind, vor allem, dass diese Kraft immer mit uns und in uns ist? Wir brauchen sie nur zu nutzen. Glauben Sie an diese Kraft, egal, welchen Namen sie für Sie hat. Sie ist existent und wird bereits seit Jahrhunderten von den Menschen genutzt. Leider fehlt vielen der Glaube daran.

Haben Sie schon von Heilmethoden gehört, die mit der universellen Lebensenergie heilen? Reiki ist zum Beispiel eine solche Methode. Dabei legt der Heiler seine Hände auf den Körper des Kranken auf, und durch seine Hände fließt die universelle Lebensenergie in den Körper und die kranken Stellen des anderen Menschen. Durch Auflegen der Hände wird die Energie aus dem Kosmos (die universelle Kraft von oben) übertragen. Reiki ist eine 2.500 Jahre alte japanische Heilkunst, die im 19. Jahrhundert von einem christlichen Mönch, Dr. Mikao Usui, wieder entdeckt wurde. REI bedeutet universell, und KI steht für die Lebensenergie, die in allem Lebendigen fließt.

Auch die Lebensregeln von Dr. Mikao Usui können wir uns zu Herzen nehmen. Er meinte:

„Gerade heute sorge dich nicht. Gerade heute sei nicht ärgerlich. Ehre deine Eltern, Lehrer und die Älteren. Verdiene dein Brot ehrlich. Empfinde Dankbarkeit für alles Lebendige.“[16]

Woher kommt diese universelle Lebensenergie? Wie kann ein Reiki-Heiler damit arbeiten? Durch Einweihungen wird ein Kanal nach „oben“ zur Matrix geöffnet; durch diesen Kanal fließt die Energie von „oben“ durch den Körper des Heilers in den Kranken. In Studien, die vom Shambala Reiki® Verein in Österreich durchgeführt wurden, konnte nachgewiesen werden, dass Reiki-Behandlungen eine Verbesserung von Schlafstörungen und chronischen Schmerzen am Bewegungsapparat bewirken können.[17]

Wir sind alle von Geburt an mit etwas Höherem, mit Gott, verbunden. Viele von uns wissen das nicht. Sie glauben, allein auf der Welt zu sein, abgeschnitten von „Gott und der Welt“. Durch Sorgen, Kummer, Ängste, falsches Denken, negative Denkmuster ist der Kanal nach „oben“ verstopft oder verschlossen. Seien Sie sich gewiss, dass Sie diesen Kanal öffnen und sich am Kosmos andocken können.

Denjenigen, die sich bereits einer Akupunkturbehandlung unterzogen haben, ist das Wort Qi ein Begriff. Der chinesische Begriff Qi ist gleichbedeutend mit CH´I und bedeutet Energie des Spirituellen, Atem oder Fluidum und kann, wörtlich übersetzt, auch Hauch, Äther, Kraft oder Atmosphäre bedeuten.

Qi ist ein zentraler Begriff des Taoismus (chinesische Philosophie und Religion seit dem 4. Jahrhundert vor Christi). Qi, die Lebenskraft, vitale Energie oder der alles durchdringende kosmische Geist, durchdringt und begleitet alles, was existiert und geschieht. Es ist die Substanz, aus der das ganze Universum sowohl in physischer, als auch in geistiger Hinsicht besteht. Seit den Siebzigerjahren beschäftigen sich die Menschen des westlichen Kulturkreises mit den traditionellen chinesischen Lehren und dem Qi-Konzept.

In der Akupunktur, einem Teilgebiet der Traditionellen Chinesischen Medizin (TCM), wird davon ausgegangen, dass das Qi (die Lebensenergie) in definierten Längsbahnen, den Meridianen, zirkuliert und einen steuernden Einfluss auf unsere Körperfunktionen hat. Ist der Energiefluss gestört, erkrankt der Mensch. Durch Setzen von Akupunkturnadeln an bestimmten, vorgeschriebenen Punkten, Erwärmen (Moxibustion) oder Massage dieser Punkte (Akupressur) wird das Qi wieder zum Fließen gebracht.

Die Chinesen und Anhänger der Chinesischen Medizin sind fest davon überzeugt, dass die Lebensenergie Qi existiert und es in unserem Körper Leitungen (Meridiane) gibt, in denen dieses Qi fließt.

Im Laufe der Zeit bildeten sich eine Reihe von Lehren und Techniken, deren Grundlage das Qi bildet. So soll zum Beispiel im Feng Shui durch eine besondere Gestaltung der Wohn- und Lebensräume eine Harmonisierung des Menschen mit seiner Umgebung bewirkt werden.

Qi Gong ist eine chinesische Meditations-, Konzentrations- und Bewegungsform zur Kultivierung von Körper und Geist. Atem-, Körper- und Bewegungsübungen sollen zur Anreicherung und Harmonisierung des Qi dienen. Auch in vielen fernöstlichen Kampftechniken spielt Qi eine zentrale Rolle. Durch das Praktizieren von Aikido, Taijiquan oder Shaolin Kung Fu soll der Fluss des Qi gestärkt und harmonisiert werden, der Praktizierende soll das Qi auch für Kampftechniken anwenden können. Vielleicht haben Sie schon einmal gesehen, wenn ein Kämpfer mit der bloßen Hand einen Ziegelstein oder ein Holzbrett mit der Handkante zerschlägt, ohne sich dabei zu verletzen. Dies wird darauf zurückgeführt, dass der Kämpfer in der Lage ist, das Qi auf seiner Handkante zu konzentrieren.

☆☆☆

Das göttliche Netzwerk

Jeder von uns kann die göttliche Kraft durch seine Gedanken nutzen. Sowohl unsere Gedanken als auch Gott sind reine Energie. Wir können durch gesundes, positives Denken unser Leben in die Bahn lenken, die wir uns für unser Leben wünschen. Die Lebensenergie ist in jeder Zelle unseres Körpers vorhanden. Unser Körper besteht aus 100 Billionen einzelner Zellen. Würde man unsere Zellen, die durchschnittlich nur 40tausendstel Millimeter groß sind, aneinanderlegen, würden sie vier Millionen Kilometer weit oder 100-mal um die Erde reichen. Wenn wir uns vorstellen, dass jede einzelne Zelle unseres Körpers voller göttlicher Energie ist, ist es doch herrlich zu wissen, dass wir ein einziger Körper voll göttlicher Liebe und Kraft sind. Wir müssen wieder zu unseren Ursprüngen zurückgehen, an diese Kraft, die in uns ist, glauben und mit ihr arbeiten.

Unser Gehirn besteht aus einer Reihe von Zellen, wobei die wichtigsten und am häufigsten vorkommenden Zellen Neurone (Nervenzellen) genannt werden. Schätzungsweise besteht unser Gehirn aus 100 Milliarden bis zu einer Billion Neuronen. Jede Nervenzelle besteht aus einem Zellkörper und den Nervenzellfortsätzen, wobei diese Fortsätze bis zu einem Meter lang sein können, und eine einzige Nervenzelle bis zu 10.000 Nervenfortsätze haben kann. Diese Fortsätze bilden an ihren Enden Synapsen (Kontaktstellen) zu anderen Nervenzellen, sodass man sich diese Nervenzellen wie ein Netz vorstellen kann, das wie feine Energiefäden das gesamte Gehirn umspannt.

Die NASA baute einen Satelliten, der in den Weltraum geschickt wurde, um die Energien zu messen, die wir mit den Augen nicht sehen können (Chandra Observatorium). Es konnte gezeigt werden, wie das Universum wirklich aussieht. Lange Zeit hatte man angenommen, dass es leer ist. Auf den Computern des Satelliten konnte man ein Energiemuster aus Energiefäden sehen, die alles miteinander verbinden. Es gibt keinen leeren Raum.

Diese feinen Energiefäden ähneln dem Neuronennetzwerk unseres Gehirns. Es wurde die Theorie aufgestellt, dass wir über unser Gehirn mit der Matrix kommunizieren, das heißt, dass wir mit ihr verbunden sind.[18]

Wissenschaftsphilosoph Ervin Laszlo fasst seine Theorie über das menschliche Gehirn als Quantencomputer folgenderweise zusammen:

„Ich möchte gerne die Möglichkeit zur Diskussion stellen, dass es eine Art von Internet gibt, das in die Natur eingebettet ist, und wir über unser Gehirn damit kommunizieren können."[19]

Zu diesem Thema meint das European Southern Observatory (ESO):

„Alle aktuellen Computer-Simulationen des frühen Universums haben eins gemeinsam: Die ersten großangelegten Strukturen, die sich im jungen Universum geformt haben, sind lange Fäden, die in angeschlossenen Knoten enden. Diese Modelle sehen in der Regel aus wie ein dreidimensionales Spinnennetz und ähneln den neuronalen Strukturen des Gehirns. Das heißt, wie dort oben (im Uni-

versum), so hier unten (in unserem Gehirn). Es scheint, als ob das Universum ein gewaltiges Gehirn ist.“ [20]

Jay Alfred, Autor der Dark Plama Theorie, glaubt, dass auch die Erde eine Art Gehirn hat:

„Die Erde scheint ein Gehirn zu haben, aber wie bekommt sie ihre Sinneseindrücke? Eine Möglichkeit ist es, Lebewesen zu erzeugen. Die Myriaden von Lebewesen (einschließlich des Menschen) auf der Erde sind in der Tat die vielen Augen und Ohren der Erde. Die Netzwerke der Ströme in den Gehirnen aller Lebensformen sind ein integraler Bestandteil des Netzes der Strömungen im Gehirn der Erde. Es ist im Interesse des Universums, Lebensformen zu erzeugen, damit es sehen, hören, schmecken, berühren und riechen kann und sich seiner selbst bewusst wird“. [21]

Gregg Braden, ein Geowissenschaftler und Raumfahrtingenieur, veranstaltet seit über 20 Jahren Forschungsreisen in entlegene Bergdörfer, Klöster und Tempel aus vergangener Zeit. In seinen interessanten Vorträgen über den „Einklang mit der göttlichen Matrix“ berichtet er von den neusten Erkenntnissen der Quantenphysiker, die sich mit dem uralten Wissen vieler spiritueller Traditionen decken. Durch Experimente haben Wissenschaftler herausgefunden, dass wir durch unser Bewusstsein und unsere Gefühle (Überzeugungen, Erwartungen, Empfindungen) unsere physische Welt erschaffen. Durch unsere Gefühle stehen wir in ständigem Austausch mit der Matrix, das heißt, wir sprechen durch unsere Gefühle mit der Matrix, und diese antwortet uns durch Ereignisse (Lebensumstände, Krankheit, Gesundheit, Wohlstand, Armut, Arbeitsverhältnisse, Freundschaften, „Zufälle"). Jeder von uns erschafft sich seine eigene Welt durch seine Gedanken. Wir leben in einer Welt der Energie.

Im Schöpfungszyklus der Hopi (die westliche Gruppe der Pueblo-Indianer) wird erzählt, dass der jetzige Zyklus der Welt begann, als Großmutter Spinne vor langer Zeit in die Leere dieser Welt kam. Als Erstes spann sie das große Gewebe, das alle Dinge miteinander verbindet, und durch dieses Gewebe erschuf sie den Ort, an dem ihre Kinder leben konnten.[22]

In den indischen Sutren (Lehrtexte) wird das Reich des großen Gottes Indra („Gott des Sturms und des Regens") als der Ursprungsort des Gewebes beschrieben, das alles verbindet: „Weit oben in der himmlischen Wohnstatt des großen Gottes Indra gibt es ein wundervolles Gewebe, von einem geschickten Künstler so aufgehängt, dass es sich unendlich weit in alle Richtungen erstreckt.[23]

Seit der Antike wird das alles verbindende, universale Energiefeld als Äther bezeichnet. In der griechischen Mythologie verstand man unter dem Äther die Essenz des Raums und nannte ihn den „Atem der Götter".

Als Vergleich zum göttlichen Netzwerk und dessen Synergie mit den Menschen findet man in der Bibel:

„Ich bin der Weinstock, ihr seid die Reben. Wer in mir bleibt und ich in ihm, der bringt viel Frucht, denn getrennt von mir könnt ihr nichts tun."

(Johannes, 15,5)[24]

Das Wunder unseres Körpers

Ist Ihnen schon einmal in den Sinn gekommen, dass der menschliche Körper ein Wunder ist? Diese geregelte Anordnung von Zellen, die Organe, die wie eine Maschine funktionieren, das Herz, das den Kreislauf mit Blut versorgt, die Lunge, die automatisch Luft ohne Ihr Zutun in den Körper saugt und die verbrauchte Luft wieder ausstößt, das leckere Essen, das Sie zu sich nehmen und das zu Energie verarbeitet wird, damit Sie funktionieren können und Ihr Gehirn zum Denken Ihrer Gedanken, mit denen Sie bewusste Vorgänge steuern können, befähigt wird.

Viele unserer Organe können wir nicht beeinflussen, es ist auch nicht nötig für uns, und glücklicherweise funktionieren sie „von selbst". Haben Sie sich schon einmal bei Ihren Organen dafür bedankt, dass sie so wunderbar für Sie funktionieren? Sie brauchen sich um nichts zu kümmern, Ihre Organe wachsen von Kindheit an mit Ihnen und arbeiten unentwegt – Ihr Herz schlägt bereits unermüdlich, seit Sie sich im Mutterleib befunden haben, und tut dies, bis Sie Ihren letzten Atemzug verrichten, Ihre Zellen regenerieren sich fortlaufend, Ihre Wunden schließen sich, und neue Haut wächst darüber, Ihre Haare und Nägel wachsen. Dafür brauchen Sie nichts zu tun. Ist das nicht ein Wunder? Unser Atem strömt regelmäßig durch einen Impuls aus und ein. Was wäre, wenn Sie fünf Minuten keine Luft bekämen? Dann wären Sie schneller in der Matrix, als Sie es beabsichtigten. So einfach ist es, unser Leben auszulöschen. Einfach die Luft anhalten. Ohne Atem kein Leben.

Von Gott kommt der Impuls, regelmäßig zu atmen. Ein und aus, ein und aus. Werden Sie sich Ihrer Atmung bewusst, sie ist ein Geschenk. Sie können auch nicht plötzlich aufhören zu atmen, selbst wenn Sie das wollten. Der Atem ist nicht aktiv abstellbar. Wir können nichts dagegen tun, wir müssen immer weiteratmen. Oder, besser gesagt, wir *dürfen* weiteratmen, so lange die Matrix bestimmt, dass wir atmen dürfen.

Haben Sie sich schon einmal Gedanken darüber gemacht, was mit den leckeren Antipasti, Spaghetti und Tiramisus geschieht, die Sie mit fruchtigem Weißwein heruntergespült haben? Danach fühlten Sie keinen Hunger mehr, Ihr Körper bekam Energie und war leistungsfähig. Für Sie war nur das Essen wichtig, wie dieses Mahl verarbeitet wird, war nebensächlich. Wer kümmert sich eigentlich darum? Sie scheinbar nicht.

Haben Sie schon einmal eine Maschine gesehen, die von alleine funktioniert? Auch der noch so leistungsfähigste Computer des neusten Modells funktioniert nicht, ohne dass Sie ihn mit Eingaben programmieren. Ist es nicht seltsam, dass unsere Körperfunktionen von alleine passieren? Da muss doch jemand oder etwas dahinterstecken! Denken Sie nicht, dass wir Teil einer großen Maschine sind, die alles überwacht und unseren Körper steuert, damit er funktioniert? Da wir selbst nichts dazu beitragen, um unsere Organe zum Funktionieren zu bringen (wie etwas Herz, Lunge, Niere...), wer tut es dann? Und wieso funktioniert alles automatisch und von allein? Muss da nicht ein großer Geist dahinterstecken, der alles für uns steuert?

„Und Gott, der HERR, machte den Menschen aus einem Erdenkloß und blies ihm den lebendigen Odem in seine Nase. Und also ward der Mensch eine lebendige Seele."

(Moses 2,7)[25]

Gott schenkt uns unseren Körper und beseelt ihn. Wir brauchen uns keine Gedanken über ihn zu machen, denn für uns ist er eine Selbstverständlichkeit. So lange uns nichts schmerzt, fragen wir uns nicht, woher diese tolle Körpermaschine eigentlich kommt. Gewachsen aus zwei Zellen, die sich auf so fantastische Weise geteilt haben, dass wir einen herrlichen Körper besitzen. Dieser wertvolle Körper sollte von uns auch gepflegt werden, und zwar nicht nur äußerlich durch duftende Seifen, Cremes und Rasierwasser.

Durch Gedankenhygiene, richtiges, positives Denken, erhalten wir einen gesunden, mit Energie aufgetankten Körper. Unser Geist ist eine prima Rechenmaschine, die rechnet und umwandelt, was wir ihr eingeben. Machen Sie sich Ihre kraftvollen Gedanken zum Werkzeug.

Erwarten Sie, dass Sie von der Matrix getragen werden, dass sie frei sind von Leid, Sie geliebt werden und sich herrlich fühlen. Alle alten Denkmuster, bei denen Sie sich schlecht fühlen, gehören bereinigt. Mit der nächsten Übung können Sie sich bei Ihrem Körper und Ihren Organen für das regelmäßige Funktionieren bedanken.

Übung: Vom inneren Lächeln

Hierbei handelt es sich um eine Übung zur Entspannung von Geist und Körper.

☆☆

Schließen Sie die Augen, lächeln Sie und spüren Sie, wie sich Ihre Mundwinkel und die äußeren Winkel Ihrer Augenlider nach oben heben. Lassen Sie diese lächelnde Energie langsam den Hals nach unten bis zu Ihrem Herzen fließen. Fühlen Sie in Ihr Herz, spüren Sie, wie es sich öffnet. Schaffen Sie ein Gefühl der Liebe und Freude in Ihrem Herzen.

Verweilen Sie eine Weile bei Ihrem Herzen, gehen Sie dann weiter und lächeln Sie alle Ihre Organe an. Lächeln Sie Ihre Lungen an, gehen Sie dann weiter zu Leber und Gallenblase (rechter Oberbauch), zu Milz und Bauchspeicheldrüse (linker Oberbauch), lächeln Sie Ihren Nieren (unterer Rücken) zu, und spüren Sie beim Lächeln die positive Wirkung auf jedes Organ.

Des Weiteren gehen Sie zu Ihren Sexualorganen und lächeln diesen zu, danach gehen Sie geistig wieder nach oben und lächeln in Ihre Mundhöhle, lächeln die Speiseröhre an und Ihren Magen, Ihren Dünndarm und Dickdarm sowie ihren After.

Dann gehen Sie wieder nach oben zu Ihren Augen und lächeln diesen zu, außerdem lächeln Sie in Ihre Hypophyse und die Zirbeldrüse (in der Mitte des Gehirns) sowie in die rechte und linke Gehirnhälfte. Im Anschluss lassen Sie das Lächeln die gesamte Wirbelsäule nach unten fließen. Kehren Sie wieder zu den Augen zurück und lächeln Sie nun durch die vordere, mittlere und hintere Körperlinie nach unten.

Es macht nichts, wenn Sie nicht wissen, wie diese Organe aussehen, lächeln Sie Ihren Organen zu und bedanken Sie sich dafür, dass sie immer für Sie arbeiten.

☆☆☆

Sie sind göttlich

Gott ist Energie – reine, positive, strahlende, liebevolle Energie. Wir können diese Energie jederzeit anzapfen und für uns verwenden, denn wir sind Teil dieser Energie. Wir Menschen sind göttlich, weil auch wir Energie sind, sie aussenden und empfangen können. Unsere Gedanken und Gefühle sind reine Energie. Wir bestehen nicht nur aus unserem Körper, aus dem Fleisch, das wir sehen und angreifen können und das uns manchmal schmerzt. Jeder Mensch besteht aus drei Teilen: Körper, Geist und Seele. Eigentlich haben wir keine Seele, sondern *sind* eine Seele. Wir sind Licht, das Energie aussendet. Durch unsere Glaubenssätze, Erziehung, Vorurteile, Meinungen, Bildung, unser Umfeld und viele Einflüsse von außen und anderen Menschen haben wir vergessen, dass wir ein spirituelles, machtvolles und energiereiches Wesen sind. Niemand lehrt uns das in der Schule, wir werden zwar mit Wissen vollgestopft, aber unsere wertvollen spirituellen Fähigkeiten werden nicht gefördert. Dabei besitzt jeder Mensch sie. Wir werden als Seele geboren, und als Seele gehen wir wieder ins Jenseits zurück.

Wir sind spirituelle Wesen, die eine körperliche Erfahrung durchmachen, Lichtwesen (Quantenwesen). Wir **sind** Bewusstsein, das sich durch unseren Körper ausdrückt und nicht umgekehrt, das heißt, wir sind nicht Materie (Körper), der/die Bewusstsein hat.[26]

Und Gott sprach:

„Lasset uns Menschen machen, ein Bild, das uns gleich sei, die da herrschen über die Fische im Meer und über die Vögel unter dem Himmel und über das Vieh und über alle Tiere des Feldes und über alles Gewürm, das auf Erden kriecht."

Und Gott schuf den Menschen zu seinem Bilde, zum Bilde Gottes schuf er ihn; und schuf sie als Mann und Frau.

(Moses, Genesis 1,26)[27]

Gott hat uns als sein Ebenbild geschaffen. Wir wurden mit derselben Kraft und Energie, die Gott besitzt, geboren. Wie Gott sind wir eine lichtvolle Energiequelle und besitzen dieselben Eigenschaften wie er. Dieses uralte Wissen ist in Vergessenheit geraten, deshalb wissen wir unsere Kraft nicht einzusetzen.

Wir sind spirituelle Wesen innerhalb einer menschlichen Körperhülle, um auf der Erde leben zu können. In uns leuchtet ein Licht, das immer da ist, immer da sein wird und nie vergehen kann. Wenn unser Körper stirbt, ist dieses Licht noch immer da, es kehrt zurück ins Universum und vereinigt sich mit der kosmischen Seele. Dieses Licht, das in jedem von uns leuchtet, ist unsere Seele. Sie kommt von Gott und geht wieder zu Gott zurück.

Viele Menschen wissen nichts von ihrer Seele, ihrem inneren Licht. Sie leben nur im physischen Körper. Sie sind sich dessen nicht bewusst, dass in ihnen eine mächtige Kraft wohnt, die einen direkten Draht zu Gott hat. Die

Seele ist immer mit Gott verbunden. Sie ist unser inneres Leuchten, unser innerer Christus, der mit uns lebt und uns führt. Wir brauchen keine Angst zu haben, denn wir sind mit Gott verbunden. Er ist immer bei uns. Unsere größte Aufgabe auf Erden ist es, zu erkennen, dass wir ein Teil Gottes sind. Dass wir mit ihm verbunden sind und niemals getrennt sein können oder werden. Vielleicht fühlen wir eine Getrenntheit in unserem Körper, aber unsere Seele weiß, dass sie mit Gott verbunden ist.

Das Leben auf Erden ist etwas Wunderbares. Es muss nicht von Schmerzen, Krankheit, Armut, Boshaftigkeit, Zorn, Krieg und Leid geprägt sein. Wenn wir erkennen, dass wir mehr sind als nur unser Körper, wissen wir, dass wir keine Angst zu haben brauchen und uns auf Gott verlassen können. Er ist da, hilft uns und steht uns bei. Er will nicht, dass wir krank sind und leiden. Er hat uns mit einem perfekten Körper geschaffen, und unsere Aufgabe ist es, diesen zu pflegen, damit er nicht erkrankt. Deswegen ist es wichtig, uns unserer Gedanken und Taten bewusst zu werden. Da wir mit unseren Gedanken unser jetziges Leben formen, dürfen wir uns nicht beklagen, wenn es gerade nicht so läuft, wie wir es gerne hätten.

Gott schaut immer zu, er weiß genau, was wir denken und fühlen, ob wir es ehrlich meinen oder nur so tun, „als ob". Gott kann man nicht belügen. Er möchte, dass es Ihnen gut geht. Also seien Sie auch gut zu sich und Ihrem Körper. Sie haben nur den einen. Hegen und pflegen sie ihn. Geben Sie ihm die richtige geistige Nahrung. Vertrauen Sie auf Gott und, vor allem: Vertrauen Sie auf sich selbst. Sie können sich wieder aus dem geistigen Sumpf herausziehen, in dem Sie sich momentan befinden. Sie schaffen das! Denken Sie daran: Sie sind nicht allein. Gott ist bei Ihnen und leuchtet Ihnen den Weg.

In einem Kinderbuch beschreibt Neale Donald Walsch eine kleine Seele, die herausfinden möchte, wer sie ist. Die kleine Seele rief: „Ich bin das Licht!“ Und auf Gottes Gesicht erstrahlte das schönste Lächeln. Doch der kleinen Seele genügte es nicht, nur zu wissen, wer sie ist, sie wollte auch wissen, wie es sich anfühlt, das Licht zu SEIN. Darauf antwortet Gott lächelnd: „Aber du BIST doch das Licht!“[28]

„Mach dich auf, werd Licht! Denn dein Licht kommt, und die Herrlichkeit des HERRN geht auf über dir.“

(Jesaja 60.1)[29]

Durch unsere Gedanken können wir unsere Welt verändern. Wie Gott sind wir durch unsere Gedanken machtvoll, durch unsere negativen und positiven Gedanken. Wir wissen bereits, wie machtvoll unsere negativen Gedankenstrukturen sein können. Sie können uns krank machen und unseren Körper zerstören. Alle unsere Gedanken sind göttlich und mächtig. Nicht Gott ist der große Rächer, der uns Krankheiten, Schmerz und Leid schickt, Sie selbst haben sich durch falsche Gedankenmuster Ihre Umgebung, in der Sie momentan leben, und Ihre Krankheit geformt.

Sie selbst sind Schöpfer, Erschaffer Ihrer Welt. Jeder Ihrer Gedanken, ob gut oder schlecht, erschafft einen Teil Ihrer eigenen Welt. Alles, was Sie denken, sagen, fühlen oder tun, manifestiert sich in Ihrem Leben. Als Schöpfer Ihres Lebens können Sie für sich alles bewusst zum Ausdruck bringen: Heilung, Gesundheit, Fülle, Friede, Freude. Durch unsere Gefühle kommunizieren wir mit dem göttlichen Netzwerk, und dieses antwortet uns durch Ereignisse, die in unser Leben eintreten.

Erdenken Sie sich eine wunderbare Welt. So, wie Sie sich diese vorstellen, wird es geschehen. Wie würde Ihnen die Vorstellung gefallen, jetzt über saftige Wiesen zu laufen, duftende Blumen zu pflücken und sich dabei fröhlich lachend die Sonne auf den Bauch scheinen zu lassen? Alles ohne Schmerzen, ohne lästige Therapien, ohne Angst und die Sorgen dieser Welt. All das steht Ihnen zu. Die ganze Welt steht Ihnen zu. Holen Sie sich diese neue Welt mit Freude, Liebe, Hoffnung, Ruhe und Sonnenschein in Ihr Leben. Erschaffen Sie sich gedanklich die Welt, in der Sie jetzt gerade leben möchten.

Denken Sie nicht immer an Hindernisse und Beschränkungen, und denken Sie vor allem niemals, dass Sie irgendetwas nicht könnten. Wenn Sie wollen, können Sie alles! „Das kann ich nicht“, sollten Sie von nun an aus Ihrem Wortschatz streichen. Wenn Sie Ihre machtvollen Gedanken richtig einsetzen, können Sie sich heilen und ein wundervolles Leben leben. Sie selbst sind es, der/die sich einengt und durch begrenzende Einfälle beschränkt. Stellen Sie sich das Unvorstellbare vor und wachsen Sie über sich selbst hinaus. Engen Sie Ihren Geist nicht ein, erlauben Sie sich alle positiven Gedanken und Gefühle ohne Grenzen. Ihnen ist alles möglich. Im Geist und im Leben. Überschreiten Sie Ihre gedanklichen Hindernisse und denken Sie sich frei und gesund. So, wie Ihre Gedanken sind, ist Ihr Körper (Ihre Krankheit, Ihre Schmerzen). Wie innen, so auch außen. Für Gott gibt es keine Grenzen. Gott kann alles. Da Sie ein Teil dieses Universums sind, von Gott abstammen und mit Gott verbunden sind, gibt es keine Grenzen für Sie. Glauben Sie daran und erdenken Sie sich den Himmel auf Erden. Alles, was Ihnen guttut, ist erlaubt (sofern es nicht anderen schadet). Räumen Sie Ihre düsteren und hinderlichen Gedanken auf, sie sind Ihnen auf Ihrem Weg zur Gesundheit und zu innerem Frieden hinderlich.

„Ich wurde dir falsch dargestellt von denen, die mich nicht kennen."

(Johannes 8,43)[30]

Gott, eine Ansammlung von Liebe, Licht und Energie, eine Wesenheit, die für unseren menschlichen Verstand unbegreiflich, aber nicht unfühlbar ist. Haben Sie die Anwesenheit von Gott einmal gefühlt, werden Ihre Zweifel kleiner. Ich möchte nicht behaupten, dass es dann keine Zweifel mehr gibt, denn unser menschlicher kleiner Verstand möchte immer Beweise und hinterfragt alles.

Ich selbst habe vor ungefähr zwanzig Jahren mit Yoga und Meditation begonnen. Eines Tages, als ich meditierte, öffnete sich plötzlich ein Fenster über mir. In meinem Kopf sah und fühlte ich ein helles, gelbweißes Licht – eigentlich war es eine Art von Gelb, das nicht zu beschreiben ist, da die Farbe auf Erden nicht existiert. Danach fühlte ich Liebe und unendliches Wissen. Es war mir, als wäre ich alles, und alles wäre ich. Es fühlte sich an, als ob ich auf der ganzen Welt zugleich wäre und alles wüsste. Ich hatte das Gefühl, als würde sich mein Geist öffnen und überall zugleich sein.

Nach kurzer Zeit schaltete sich meine Vernunft ein, und ich bekam schreckliche Angst. Erschrocken und mit Herzklopfen riss ich meine Augen auf und war wieder in meinem Körper – eingeengt durch meine Gedanken und eigenen Beschränkungen. Durch dieses Erlebnis bin ich davon überzeugt, dass das Universum nicht irgendwo weit oben ist, sondern mitten unter uns ist. Wir leben mitten im Universum, es ist um uns herum, weder oben, noch unten, sondern genau hier. Dass wir es nicht sehen können, bedeutet nicht, dass es nicht existiert. Viele Dinge können wir uns nicht erklären, möglicherweise, weil wir sie mit unserem beschränkten Geist nicht begreifen können. Ich durfte einmal die Existenz von Liebe, Licht und Weisheit fühlen, und trotz intensiver Meditationspraxis ist es mir in zwanzig Jahren nicht gelungen, noch einmal in diesen wunderbaren Zustand zu kommen.

Eine denkende Substanz ist mitten unter uns. Wir sind Teil dieser Substanz, denn wir sind ihre Abkömmlinge. Sie ist unsere Mutter und liebt uns, was immer wir tun oder ihr antun. Und möchte eine Mutter nicht immer, dass es ihrem Kind gut geht? Gibt die Mutter nicht unbegrenzte Liebe an ihr Kind? Das Universum als Urmutter strahlt immer Liebe an uns Erdenkinder aus und möchte auch von uns geliebt werden. Jede Mutter freut sich, wenn sie von ihrem Kind geliebt und angelächelt wird. Die Mutter möchte umarmt, geküsst werden und das Kind schaukeln. Es ist natürlich, dass Gott das auch möchte. Er macht es auf seine Weise, und er braucht uns. Er braucht unsere Liebe. Er gibt uns Liebe und wird von unserer Liebe, die wir ihm zurückgeben, gestärkt.

Wir sind ein Teil der Matrix, geistige Wesen in einem menschlichen Körper. Wir hängen mit der denkenden Substanz zusammen. Wenn es uns gut geht, geht es auch Gott gut. Geht es uns schlecht, sind wir übel gelaunt, von Schmerzen geplagt, von Selbstzweifeln überlagert, spürt dies auch die formlose Substanz. Warum also sollte sie wollen, dass wir krank sind? Im Gegenteil, sie möchte, dass alle ihre Sprösslinge ein reiches, glückliches, gesundes Leben führen. Sie möchte, dass wir gesund sind. Wenn wir glücklich sind, ist auch Gott glücklich.

Wallace D. Wattles, ein amerikanischer Schriftsteller der Neugeistbewegung, schreibt:

„Gott, die formlose Substanz, sieht keine Krankheit, denkt keine Krankheit, kennt keine Krankheit oder anerkennt keine Krankheit. Krankheit wird durch die Gedanken der Menschheit erschaffen. Wenn die Gedanken eines Menschen über sich immer die von perfekter Gesundheit wären, könnte er nur perfekt gesund sein.“[31]

Mir gefällt die Vorstellung unserer göttlichen Verbindung als Kind im Mutterleib. Durch die Nabelschnur ist das

Kind mit der Mutter verbunden und wird durch diese von der Mutter genährt.

Genauso verhält es sich mit uns Menschen. Wir sind durch einen undurchsichtigen Faden mit der Matrix, die uns nährt, verbunden. Manche nennen ihn die „Silberschnur“, andere den „golden Faden“. Durch diesen „Faden“ werden wir geistig genährt. Wir sind immer mit der Matrix verbunden, auch wenn wir nichts davon wissen. Der Faden kann nicht durchtrennt werden. Von „oben“ erhalten wir immer Nahrung durch unsere geistige Mutter. Unsere „göttliche Mutter“/unser „göttlicher Vater“ ist immer da, sorgt für uns und möchte, dass es uns gut geht. Wenn wir Nahrung brauchen, erhalten wir sie.

Viele haben das Beten und Danken verlernt, weil es nicht gelehrt wird. In unserem Kulturkreis werden die Kinder vollgestopft mit Mathematik, geometrischem Zeichnen, Geografie, und auf Sprachen wird selbstverständlich viel Wert gelegt. Schließlich will man seinen Kindern etwas bieten, damit sie es im Leben leichter haben. Sie müssen einen guten Lehrabschluss machen oder das Abitur.

„Lerne etwas“, sagen wir zu ihnen, „setz dich hin und lerne, damit einmal etwas aus dir wird.“ Gott wird vergessen und das Beten verlernt. Wichtig ist, dass wir die Hauptstadt von Dschibuti kennen. Bitte missverstehen Sie mich nicht: Wissen ist selbstverständlich sehr wichtig, aber wir sollten nicht die göttliche Führung und ihre Macht vergessen.

Es gibt viele Menschen, die heutzutage psychische Probleme haben, sich minderwertig fühlen und einen Therapeuten nach dem anderen konsultieren. Wenn sie niemanden haben, mit dem sie sich aussprechen können, „wurschteln“ sie sich durchs Leben. Selten wird daran gedacht, die Probleme einer höheren Macht anzuvertrauen. An Gott denkt man zu Weihnachten und zu Ostern, wenn wir unseren Christbaum schmücken und uns im Eierfärben üben. Das ganze Jahr über brauchen wir Gott nicht, wir können ihn doch nicht mit unseren Problemen behelligen. Und außerdem, würde er uns überhaupt zuhören? Hat „er/sie“ denn nichts anderes zu tun, als sich die Probleme jedes einzelnen Erdlings anzuhören? Und wie soll „er/sie“ uns überhaupt hören, sind unsere Bedenken. Wir sind uns der ewigen Präsenz der göttlichen Kraft in unserem Leben nicht bewusst. Wir denken, Gott ist nur da, wenn wir in die Kirche gehen oder ab und zu ein Stoßgebet nach „oben“ schicken.

Freuen Sie sich: Er ist immer da. Wir sind mit ihm durch die göttliche Nabelschnur verbunden. Jeder Einzelne von uns ist verbunden mit Gott und wird mit Liebe, Kraft, Frieden, Gesundheit, oder was auch immer er sich wünscht, jederzeit genährt.

Was immer Sie sich wünschen, es wird geschehen. Das Einzige, was Sie tun müssen ist, daran zu glauben. Ohne Ihren Glauben funktioniert es nicht. Probieren Sie es aus und erwarten Sie, dass das Gewünschte eintritt.

Und als Jesus weiterging, folgten ihm zwei Blinde, welche schrien und sprachen: „Erbarme dich unser, Sohn Davids!“ Als er aber in das Haus gekommen war, traten die

Blinden zu ihm, und Jesus sprach zu ihnen: „Glaubet ihr, dass ich dieses tun kann?“ Sie sagten zu ihm: „Ja, Herr.“ Dann rührte er ihre Augen an und sprach: „Euch geschehe nach eurem Glauben.“

(Matthäus 9, 27-29)[32]

Ist das nicht wunderbar? In der Bibel finden wir viele großartige Begebenheiten, die uns die Macht Gottes zeigen. Wer an der Macht Gottes zweifelt, wird sie nicht erleben. Diejenigen aber, die da glauben, werden auch noch heute Wunder erleben. Ihnen wird auch heute nach ihrem Glauben geschehen.[33]

☆☆☆

Von den „inneren Führern“

Ich bin fest davon überzeugt, dass wir alle eine „innere Führung“ haben. Möglicherweise spüren Sie momentan nichts davon. Glauben Sie es einfach. Glauben Sie, dass Sie geführt werden und, vor allem, lassen Sie sich führen.

Das können Sie nicht, Sie können sich nicht einfach fallen lassen? Warum eigentlich nicht? Weil es so unglaublich klingt und Sie immer die Zügel in der Hand haben müssen und alles in Ihrem Leben selbst steuern wollen? Keine Sorge, Sie werden weiterhin die Führung Ihres Lebens übernehmen, das sollen Sie sogar. Es ist Ihr Leben. Sie haben dieses Leben auf der Erde geschenkt bekommen und sind dafür verantwortlich. Sie sind nicht allein, Sie sind nie allein, nicht einmal auf der Toilette. Das erschreckt Sie? Jetzt können Sie sich nicht einmal mehr auf das stille Örtchen verkriechen und sich entspannen, weil Sie sich immer beobachtet fühlen? Keine Sorge, Ihre inneren Führer sind das schon gewohnt. Nur für Sie ist diese Vorstellung neu.

Wer sind eigentlich diese inneren Führer? Ich nenne Sie Engel. Ich weiß, dass ich immer von meinen Schutzengeln umgeben bin, und ich kommuniziere mit Ihnen mental. Manchmal spreche ich auch laut mit ihnen. Ich habe meine Engel noch nie gesehen, aber ich weiß, dass Sie hier sind. Wieso, fragen Sie? Ich *weiß* es einfach. Mir ist einmal „zufälligerweise“ ein Buch von Doreen Virtue, einer amerikanischen Engelspezialistin, in die Hände gefallen. Ich glaube nicht an Zufälle, ich bin davon überzeugt, dass alles einen tieferen Sinn hat. Seit ich Bücher über Engel gelesen habe, bin ich von ihrer Präsenz überzeugt. Ich habe gelernt, mit ihnen geistig zu kommunizieren, höre oder fühle ihre Antworten. Engel sind immer da, sie führen uns und wollen uns helfen. Leider hören die meisten Menschen ihnen nicht zu.

Auch Sie haben einen Schutzengel oder sogar mehrere. Er ist immer für Sie da und hilft Ihnen, wenn Sie ihn brauchen, Sie müssen ihn nur darum bitten. Ständig sendet er Ihnen Botschaften, aber Sie müssen ihm auch zuhören. Wenn Sie darum bitten, können Sie Ihre Schutzengel auch hören oder fühlen. Seien Sie aufmerksam und hören Sie, was Ihre Engel Ihnen sagen möchten. Sie werden geführt, wenn Sie es zulassen können.

Wir Menschen denken immer, alles alleine schaffen zu müssen. Seitdem ich die Botschaften meiner inneren Führer beachte, ist mein Leben viel einfacher geworden. Glauben Sie, dass Sie geführt werden, und schenken Sie Ihren Führern Gehör. Sie meinen, Sie hätten noch nie fremde Stimmen gehört, wenn niemand anderer im Raum war? Was auch andere nicht glauben können, darf nicht sein? Sie würden aber doch gerne dem Drang nachgeben, Ihrer inneren Stimme zuzuhören, gestatten es sich aber nicht? Was würden die anderen sagen, wenn sie erfahren, dass Sie Stimmen hören? Man würde Sie sofort in eine Irrenanstalt einliefern und unter Drogen setzen? Vielleicht haben Sie recht. Aber niemand muss davon wissen. Oder denken Sie, Ihre Mitmenschen können Ihre innere Stimme hören? Nur Sie können sie hören, sie ist nur für Sie alleine bestimmt, denn es ist Ihre innere Stimme. Sie können Ihren Geist schulen, Ihre Helfer zu hören.

Den ganzen Tag hören wir wirres Zeug in unserem Kopf, Gedankenstrukturen, abgehackte Sätze. Wir denken nicht immer in ganzen Sätzen, sondern denken die Sätze nur an, wissen aber gleich, worum es sich handelt. Sie hören immer irgendwelche „Stimmen", und es ist nun an der Zeit, sie zu differenzieren und auseinanderzuhalten.

Versuchen Sie zu hören, was man Ihnen mitteilen möchte. Glauben Sie mir, Ihre fleißigen Helfer sind immer bemüht, Ihnen etwas einzuflüstern, aber Sie müssen auch hinhören. Und wenn Sie mal etwas hören – dies muss nicht immer so etwas Großartiges wie die neusten Lottozahlen sein –, dann befolgen Sie diesen Rat auch. Ihre Engel sind immer an Ihrer Seite, von Ihrer Geburt an, und flüstern Ihnen über die Schulter. Viele Menschen aber hören nicht hin, weil sie angeblich so beschäftigt sind, für so einen Unsinn doch keine Zeit haben, weil es so etwas gar nicht gibt, sie zwar hören möchten, aber sich nicht die Zeit dafür nehmen…

Eine gute Freundin, die seit Jahren mit ihren Engeln spricht, erzählte mir, dass ihr die Engel eingeflüstert hätten, sie würde im Lotto gewinnen. „Ich war mir ganz sicher, dass sie meinten, ich solle Lotto spielen", erzählte sie mir. „Kurz vor Kassenschluss habe ich noch einen Lottoschein aufgegeben. Ich habe aber nichts gewonnen", meinte sie enttäuscht.

Sie müssen lernen zu unterscheiden, ob Sie Ihre eigenen Gedanken hören, in dem Fall meiner Freundin die

Wunschgedanken, oder ob es sich um eine „himmlische“ Stimme handelt. Und glauben Sie mir: Engel sind da, um uns im alltäglichen Leben zu helfen und es uns zu erleichtern. Alle göttlichen Wesen halten sich stets an das universelle Gesetz der „Nicht-Einmischung“, das heißt, so lange sie nicht um Hilfe gebeten werden, wird sie nicht gewährt. Wir bekommen jederzeit göttliche Unterstützung, müssen aber darum bitten, damit unsere Engel uns helfen dürfen.

Ich konnte auch lange nicht glauben, dass ich verschiedene Stimmen höre. Und nie und nimmer hätte ich jemandem erzählt, dass ich überhaupt Stimmen höre. Und schon gar nicht einem Psychiater. Ich war überzeugt, dass meine Engel mit mir Kontakt aufnehmen möchten, ja, ich fühlte es in meinem Kopf. Sehr oft stellte ich meine göttlichen Helfer auf die Probe. Glücklicherweise habe ich ausgesprochen lustige Engel an meiner Seite. Sie erzählen mir auch manchmal einen Witz, wirklich wahr.

Ich saß vor vielen Jahren in der U-Bahn, da hörte ich in meinem Kopf einen so humorvollen Witz, dass ich laut zu lachen beginnen musste. Sicherlich können Sie sich vorstellen, dass meine Mitfahrer sehr erstaunt waren. Aber das macht nichts, ich amüsierte mich trotzdem köstlich und wurde durch die erstaunten Gesichter der anderen noch mehr erheitert.

Es sollte Ihnen egal sein, was andere denken. Die Mehrzahl kennen Sie ohnehin nicht. Jeder Mensch hat eine innere Stimme, die fortwährend versucht, durchzukommen. „Hallo“ – Sie müssen die richtige Frequenz einstellen. Auch Sie haben Ihre Engel und Geisthelfer, die versuchen, mit Ihnen zu kommunizieren. Hören Sie endlich einmal hin. Und wenn Sie etwas hören, probieren Sie es aus. Vorsicht, Ihre Geisthelfer werden Ihnen immer nur gute Dinge übermitteln, also sicherlich nicht, dass Sie von einer Brücke springen oder Ihren Nachbarn vergiften sollen. Die Botschaften, die von „oben" kommen, sind immer positiv, liebevoll, humorvoll und hilfreich.

Ich höre meine innere Stimme bereits seit vielen Jahren, ich frage meine Helfer auch öfter um ihre Meinung und erhalte immer eine Antwort. Zwar passt mir die Antwort nicht immer, und ich befolge auch nicht alle Ratschläge, was sich oft als Nachteil herausstellt. Ich wollte Ihnen damit nur sagen, dass Sie immer die freie Wahl haben. Auch wenn Sie Stimmen hören, die Ihnen Botschaften übermitteln, müssen Sie diese nicht befolgen. Sie werden sich jetzt vielleicht fragen, wie man erkennen kann, welche Stimme die eigenen Gedanken und welche von den Engeln ist? Ihre Gedanken haben einen eigenen Klang, es kann auch nur ein Gefühl im Kopf sein. Wenn Sie genau hinhören, werden sie bald feststellen, welche Stimme zu Ihren Helfern und welche zu Ihren Gedanken gehört. Meistens handelt es sich um positive Nachrichten, gute Dinge werden Ihnen durchgesagt, gute Ratschläge erteilt, und es wird Ihnen Hilfe angeboten. Ob Sie diese annehmen, ist allein Ihre Sache.

Wenn Sie sich entschließen, auf Ihre innere Stimme zu hören, müssen Sie das nicht unbedingt auf Ihre Stirn schreiben, damit Ihre Mitmenschen es sehen können. Sie könnten bald als Außenseiter gelten, als derjenige, der „Stimmen" hört und mit den Außerirdischen spricht.

Niemand muss etwas davon erfahren. Sie sind auch niemandem Rechenschaft schuldig. Erzählen Sie Ihre Erfahrungen oder Zweifel nur Menschen, denen Sie vertrauen können oder von denen Sie denken, dass sie mit dem Thema vertraut sind. Dann laufen Sie nicht Gefahr, verlacht oder schief angesehen zu werden. Nur weil andere Menschen keine Stimmen hören, heißt das noch lange nicht, dass sie nicht existieren. Vielleicht sind Sie sogar überrascht, wie viele Menschen in Ihrem Umfeld mental mit ihren Engeln kommunizieren und ebenfalls nicht darüber sprechen. Manche Dinge spricht man einfach nicht offen aus, um nicht auffällig zu sein.

Viele hören „Botschaften" jeglicher Art, können diese aber nicht interpretieren oder glauben nicht, was sie hören. Weil sie das Gehörte nicht annehmen können und glauben, dass es Unsinn ist, es nicht wahr sein kann, ist es für diese Menschen auch nicht wahr. Sie verschließen den Kanal zu ihren Helfern, weil es nicht wahr sein darf. „Die anderen hören auch keine Stimmen, also darf ich das auch nicht."

Lehnen Sie sich zurück, entspannen Sie sich, trinken Sie einen Tee, lesen Sie ein gutes Buch und halten Sie inne. Lauschen Sie in sich hinein – was hören Sie? Strengen Sie sich nicht an, die Stimmen können nur zu Ihnen durchkommen, wenn Sie entspannt sind. Je mehr Sie versuchen, mit Krampf etwas zu hören, desto schwieriger wird es. Glauben Sie einfach. Sie werden überrascht sein.

Ich gehöre zu den Menschen, die immer alles auf die Probe stellen müssen. Denken Sie nicht, dass ich alles annehme, was ich höre. Ich brauche immer Beweise. Und ich stelle meine Helfer oft auf die Probe, und sie machen immer mit. Ich gebe zu, ich habe noch nie einen Engel gesehen. Ich höre ihre Stimmen und fühle, wenn sie zu mir sprechen. Es gibt verschiedene Formen, Engel zu sehen. Sie müssen nicht immer in Engelgestalt auftauchen, mit weißem wallenden Kleid, durchsichtigen Flügeln und einer Goldkrone auf dem Haupt. Ich denke auch nicht, dass sie wirklich so aussehen, denn die Geistige Welt ist reine Energie, sie ist Licht. Engel können sich auch als Tier oder einen anderen Menschen darstellen.

Als ich begonnen habe, mit meinen geistigen Helfern zu kommunizieren, sah ich überall Schmetterlinge. Es fiel mir bald auf, dass es, wo immer ich hinging, vor Schmetterlingen wimmelte. Schaute ich aus dem Fenster, flog dort sicherlich ein Schmetterling vorbei. Waren wir zu einer Gartenparty eingeladen, tauchten ganz bestimmt einige Schmetterlinge auf, die fröhlich um uns herum tanzten. Einmal sah ich sogar einen Schmetterling im Krankenhaus auf dem Gang sitzen, der ruhig mit seinen Flügeln schlug. Als ich mich im Gelände mit einer Kollegin unterhielt, flog eine halbe Stunde ein Schmetterling um uns herum. Sie schien ihn überhaupt nicht zu bemerken.

Einmal saß ich in einem Lokal und unterhielt mich mit einer Freundin, und ein schöner großer Schmetterling flog zur Tür herein und setzte sich auf die Pflanze, die neben uns stand. Es kam mir so vor, als würde er uns zuhören. Er blieb über eine halbe Stunde neben uns sitzen, und auch dieses Mal bemerkte meine Begleitung nichts davon.

Ein anderes Mal, als ich wegen einer Belanglosigkeit mit meiner Mutter stritt, hörte ich eine Stimme im Kopf, die sagte, ich solle endlich damit aufhören, es würde doch zu nichts führen. Aber ich wollte nicht hinhören und heizte das Thema noch mehr an, was meine Mutter noch wütender machte. Als ich mich umdrehte, flog ein weißer Schmetterling aufgeregt vor dem Fenster hin und her. Sie denken jetzt vielleicht, das wäre alles Zufall, es war eben ein Sommer, in dem es viele Schmetterling gab. Das dachte ich auch, denn, wie gesagt, ich brauche immer Beweise. Ich war eine Zeit lang sogar enttäuscht, wenn ich nicht täglich einem Schmetterling begegnete. Heute brauche ich diese Beweise nicht mehr. Es freut mich natürlich immer wieder, wenn meine Engel mir kleine Zeichen geben, als Schmetterling oder sonst irgendwie, aber heute bin ich davon überzeugt, dass die Geistige Welt existiert.

Geben Sie Ihren Engeln die Chance, zu Ihnen durchzudringen. Hören Sie zu, was sie Ihnen sagen, und befolgen Sie es, wenn Sie ein gutes Gefühl dabei haben. Verlassen Sie sich darauf, dass die Geistige Welt wirklich da ist und Ihnen helfen möchte. Ihre Engel können Ihnen helfen, wenn Sie mit Ihnen sprechen und um Hilfe bitten. Hören Sie hin! Vielleicht schaut Ihnen gerade jetzt einer Ihrer Helfer über Ihre Schulter, nickt wohlwollend und möchte mit Ihnen Kontakt aufnehmen. Sie können den Boten Gottes alle Ihre Sorgen anvertrauen. Erzählen Sie ihnen von Ihrer Krankheit und Ihren Schmerzen.

Täglich erhalten wir kleine Botschaften vom Universum. Oft denken wir, dass es sich um Zufälle handelt, aber ich bin davon überzeugt, dass es keine Zufälle gibt. Vieles wird vom Universum arrangiert. Unsere Aufgabe ist es, richtig hinzuhören und zu deuten. Wenn Sie sich mit einem bestimmten Thema beschäftigen, kann es sein, dass plötzlich jemand etwas zu Ihnen sagt, das genau zu diesem Thema passt, Sie einen geeigneten Zeitungsartikel lesen, eine Szene in einem Film sehen, jemanden treffen, der wieder jemanden kennt, der Ihnen weiterhelfen kann... Manchmal geschehen in unserem Leben wirklich phantastische „Zufälle“.

Sie kennen bestimmt die Situation, dass Sie an einen bestimmten Menschen denken, und in kurzer Zeit läutet das Telefon, und exakt dieser Mensch ist auf der anderen Leitung. Und das, obwohl Sie schon lange Zeit nichts mehr von ihm gehört haben. Welch schöner „Zufall“, oder?

Ein Patient von mir litt unter Beziehungsproblemen. Er fühlte sich von seiner Freundin und ihrer Familie eingesperrt, traute sich aber nicht, ihr das einzugestehen. Als er eines Tages im Taxi saß, hörte er in einer Radiosendung eine Psychologin über genau sein Problem und dessen Lösung sprechen. Er meinte, es wäre so gewesen, als würde die Psychologin zu ihm persönlich sprechen. Welch herrlicher Zufall, dass er sich genau ein Taxi ausgesucht hatte, das „zufälligerweise“ auf die Frequenz einer Radiosendung eingestellt war, in der Partnerprobleme besprochen wurden. Das Universum hält immer Überraschungen für uns bereit. Seien Sie offen dafür, es kann eine Bereicherung für Ihr Leben sein. Wenn Sie das nicht glauben können, dann glauben Sie vielleicht, dass das Universum immer für Sie da ist. Dass es überhaupt ein Universum gibt und es Ihnen gut gesinnt ist.

Sie bekommen, was Sie sich wünschen. Das Universum hört Sie immer, es will Ihnen helfen.

Sie wünschen sich Gesundheit. Sie wollen keine Schmerzen mehr erleiden und wieder strahlend durch die Welt gehen. Das alles können Sie bekommen. Das Universum schickt Ihnen zurück, was Sie sich wünschen. Wenn Sie momentan krank sind, an einigen Wehwehchen leiden oder an einer schmerzhaften Krankheit, können Sie das jederzeit ändern. Jederzeit und jetzt! Vielleicht sind Sie momentan wütend, voller Ärger, Furcht, Neid oder Angst? Und genau das haben Sie zurückbekommen. Sie haben es ausgesendet, und es ist zu Ihnen zurückgekommen. Es hat Sie krank gemacht. So schmerzlich das für Sie klingt, Sie selbst waren es, die/der sich geschadet hat.

Möglicherweise sind Sie nicht glücklich mit Ihrem derzeitigen Leben. Sie leben und denken falsch, sind unzufrieden, heizen sich auf durch Ihre Selbstvorwürfe, Ihre Wut, durch das andauernde Wiederholen negativer Ereignisse, die Sie erlebt haben oder die Ihnen angetan wurden. Doch das gehört jetzt der Vergangenheit an.

„Es geschehe nach eurem Glauben", sagte Jesus. Sie haben nichts zu verlieren und können nur gewinnen. Wenn Sie glauben, wird sich Ihr Leben verändern. So, wie Sie es sich „erdenken", wird Ihr Leben sein. Vor allem: Bitten Sie nicht ein wenig, sondern trauen Sie sich, alles zu erbitten, was Sie möchten. Sie werden staunen. Derjenige, der um wenig bittet, wird wenig erhalten, und derjenige, der viel erbittet, erhält viel. Das ist das Gesetz der Anziehung. Wenden Sie sich nicht ans Universum mit der Bitte um Erleichterung Ihrer Schmerzen, bitten Sie um die vollkommene Genesung Ihrer Krankheit. Bereichern Sie Ihr Leben, machen Sie sich glücklich.

Vielleicht haben Sie Zweifel. Es ist die Angst, die Sie immer wieder runterzieht, Ihnen Schrecken einjagt, Sie zum Weinen bringt und unglücklich macht. Es ist die Furcht, die Ihnen im Nacken sitzt und für Ihr Stimmungstief verantwortlich ist. Fort mit diesen Zweifeln, die brauchen Sie nicht mehr. Begeben Sie sich in die Hände des Universums. Dieses soll jetzt agieren. Sie können alle Helfer des Universums, einschließlich Gott, um Hilfe rufen – sie stehen Ihnen immer zur Verfügung.

Kommunizieren Sie mit Ihren Engeln, als ob sie unter uns weilen. In gewissem Sinn tun sie das auch, nur eben für uns nicht sichtbar, was aber nicht heißt, dass sie nicht da sind. Schließlich können Sie Luft auch nicht sehen und glauben oder wissen, dass sie existiert. Vor der Erfindung des Mikroskops konnte man sich auch nicht vorstellen, dass es Bakterien oder Viren gibt. Heute kann man sie darstellen, aber vorhanden waren sie immer.

Auch wenn wir das Universum nicht sehen oder fühlen können, ist es doch real, dass es um uns ist. Noch gibt es keine Nachweismethode, doch es gibt den Glauben. Zu glauben, dass es Luft gibt, ist wohl sehr einfach, denn wir wissen und können nachweisen, dass sie vorhanden ist. An Gott zu glauben ist viel wertvoller, denn er konnte von der Wissenschaft noch nicht dargestellt werden. Nicht alles muss studiert und wissenschaftlich katalogisiert werden. Es kann Ihnen auch egal sein, was andere über Gott, das Universum und seine Helfer denken. Das Wichtigste für Sie in Ihrer jetzigen Situation ist, dass Sie es glauben. Ihre Helfer sollen für Sie in Ihrer schwierigen Zeit Stütze und Lebenshilfe sein. Geben Sie der göttlichen Intelligenz eine Chance, für Sie zu wirken. Wischen Sie Ihre Zweifel weg. Wenn Sie immer an höhere Mächte geglaubt haben und jetzt meinen, Sie seien trotzdem erkrankt, darf ich Sie daran erinnern, dass die Intelligenz nicht an Ihrer Krankheit schuld ist, sondern Sie selbst. Durch Ihre krank machenden, selbstzerstörerischen Gedanken.

Lassen Sie sich in die Obhut Ihrer spirituellen (unsichtbaren) Helfer fallen und warten Sie, was geschieht. Geben Sie sich und Ihren Helfern eine Chance. Es ist Ihre Chance, die Krankheit zu besiegen.

Ich möchte mit Ihnen eine Episode aus dem Leben von Mutter Theresa teilen. Sie war eine starke Frau, die auch ab und zu Zweifel hegte und mit dem Schicksal haderte. Aber sie hatte starke Gedanken, die Manifestationen nach sich zogen. Sie überließ es Gott, zu handeln. Indem sie einfach sagte: „Gott, jetzt mach du, ich lege dieses Problem in deine Hände."

Eines Tages wurde Mutter Theresa von einer Mitschwester angerufen, die sie um 50.000 Rupien für den Bau eines Waisenhauses bat. Sie antwortete der Schwester, dass Sie dieses Geld nicht hätte und legte auf. Nach kurzer Zeit läutete bei ihr das Telefon, und Mutter Theresa wurde darüber informiert, dass sie einen Preis gewonnen hatte: Das Preisgeld betrug 50.000 Rupien. Erfreut rief sie ihre Mitschwester zurück, um diese darüber zu informieren, dass Gott dieses Waisenhaus bauen möchte.[34]

In unserem Leben werden Wünsche meistens nicht so schnell erfüllt wie bei Mutter Theresa, aber jeder von uns kann einen direkten Draht „nach oben" legen. Für mich sind die Erzählungen von Mutter Theresa ein Beweis, dass es eine höhere Macht geben muss. Manche haben einen schnelleren Draht als andere, weil sie daran gearbeitet und sich den höheren Mächten geöffnet haben. Aber jeder kann das. Auch Sie.

Hören Sie in Ihr Herz und fühlen Sie, was Ihre spirituellen Führer Ihnen antworten. Geben Sie Ihren Helfern eine Chance, Ihnen beizustehen und Ihnen zu helfen. Seien Sie nicht starr in Ihren Gedanken. Alles ist Energie und fließt. Sie sind Energie, Ihre Gedanken sind Energie, Ihre Engel sind Energie, und auch Gott ist reine Energie. Sie sind nie allein. Niemals brauchen Sie sich hilflos oder schutzlos zu fühlen, denn Sie sind immer umgeben von liebenden, fürsorglichen Wesen, die Ihnen beistehen. Geben Sie ihnen eine Chance zum Handeln. Öffnen Sie sich für die Energien Ihrer Engel, sprechen Sie mit ihnen, zünden Sie eine Kerze für sie an und sagen Sie im Geist, dass Sie bereit für sie sind.

Mit Liebe lässt sich alles heilen

Liebe ist das stärkste Gefühl, das wir Menschen erzeugen können. Mit Liebe lässt sich alles heilen, auch Ihre Krankheit. Heilen Sie sich durch die Liebe. Ändern Sie Ihr Leben in Richtung Liebe und befreien Sie sich von negativen Gedanken. Das ist kein Prozess, der von heute auf morgen geschieht. Bei manchen funktioniert er schneller, bei anderen langsamer. Es kommt darauf an, welche Wunden wir zu heilen haben und wie tief unsere Verletzungen liegen. Verletzungen, die uns von anderen zugefügt wurden, und solche, die wir uns selbst durch unser destruktives Denken angetan haben. Krankheit ist immer ein Schrei nach Liebe. Wo Liebe ist, ist auch Licht. Beides ist untrennbar. Wo Licht und Liebe sind, da ist Heilung.

Liebe ist eine sehr starke Kraft, die stärkste, die Sie fühlen können. Mit Liebe können Sie alles heilen und verändern – Ihr jetziges Leben, Ihre „offenen" Rechnungen mit anderen Menschen, Ihre Streitereien, Sorgen, die Ihnen schon lange auf dem Herzen liegen, Probleme im Umgang mit Ihren Mitmenschen und, vor allem, Ihre Krankheit. Durch das Gefühl der Liebe verändern Sie sich und damit Ihr Umfeld.

☆☆☆

Die Übung der Liebe

ɔe ist ein sehr hoch schwingendes Gefühl, dabei werden dunkle, schwere und krank machende Energien aus Ihrer Aura frei, die sich seit Jahren dort angesammelt haben. Damit diese Energien nicht an dem Ort bleiben, wo Sie diese Übung durchführen, in Gegenstände oder Wände gehen oder in Ihrer Aura haften bleiben, sollten Sie sich vor der Energiearbeit einen Lichtkegel um sich herum denken.

Bitten Sie Ihre Engel in Gedanken um einen schützenden Lichtkegel, den Sie sich rund um sich herum vorstellen. Unter beiden Beinen sollte der Kegel rund sein und sich über Ihrem Kopf zu einer Spitze vereinigen. Sie sitzen oder stehen in diesem Kegel.

Wenn es zu Beginn für Sie schwierig ist, sich in diesem Kegel vorzustellen, können Sie in der Luft um Ihren Körper von Ihrem Kopf bis zu den Beinen diesen Kegel mit den Händen zeichnen. Sie stehen in der Mitte dieses Kegels. Dadurch werden die freiwerdenden negativen Energien nach oben zum Licht abgeleitet. Sie können diesen Kegel jederzeit um sich herum legen, wo immer Sie sind, und denken, dass Sie Reinigung und Schutz benötigen.

Sitzen Sie bequem in Ihrem Lichtkegel und fühlen Sie in Ihr Herzchakra. Sagen Sie in Gedanken oder laut zum Universum (Gott, Vater, der göttlichen Matrix oder wie es für Sie stimmig ist): „Ich liebe dich." Sagen Sie das immer und immer wieder. Fühlen Sie die Liebe. Spüren Sie, wie sich Ihr Herzchakra öffnet.

Wenn Sie diese Übung die ersten Male durchführen, kann es zu einer starken Reinigung kommen, und möglicherweise können Kopfschmerzen, Herzbrennen, Unruhe oder Augenflimmern auftreten. Lassen Sie sich dadurch nicht davon abbringen. Sagen oder denken Sie immer wieder: „Ich liebe dich." Dadurch lösen sich negative Energien, die sich an Ihre Aura gehaftet haben.

Denken Sie daran, nach der Übung den Lichtkegel wieder aufzuheben. Danken Sie Ihren Engeln und heben Sie mit einer Handbewegung den Kegel wieder auf. Wenn Sie geübter sind, können Sie den Kegel auch gedanklich aufheben. Öffnen Sie das Fenster und lassen Sie frische Luft herein. Sie werden bemerken, dass nach einer solchen Übung der Raum frisch und rein ist und Sie sich gut fühlen. Führen Sie diese Übung mehrmals täglich durch und bemerken Sie, wie sich Ihre Grundeinstellung zum Leben verändert. Fühlen Sie, wie Liebe und Freude Ihr Leben bereichern.

Nehmen Sie sich vor, mehr in „Liebe" und mit dem Rhythmus des Universums zu leben. Nehmen Sie vor allen Dingen nicht alles zu ernst. Fällt Ihnen eine Tasse auf den Boden, sollten Sie darüber lachen oder sich wenigstens nicht ärgern, auch wenn es das Erbstück mit Goldrand von der Mitzi-Tante ist. Was hilft Ihnen Ärger? Die Tasse ist kaputt. Sie lässt sich ohnehin nicht kitten. Lassen Sie sich nicht zu negativen Gefühlen hinreißen, vor allem nicht bei Kleinigkeiten, die es nicht wert sind. Versuchen Sie, sich nicht allzu sehr von „äußeren Begebenheiten" ablenken zu lassen. Konzentrieren Sie sich auf Ihr „Innenleben", auf

Ihre positiven Gedanken, und erlauben Sie nicht, dass Sie aus Ihrer inneren Ruhe gebracht werden.

Wenn Sie bemerken, dass sich wieder negative Gedanken einnisten möchten oder Ihre Gedanken immer wieder um dieselbe Sache kreisen, denken Sie an Ihr Herzchakra. Fühlen Sie die Liebe und Freude und machen Sie einen anderen Menschen aus sich, der positive Gefühle und Ruhe ausstrahlt. Fühlen Sie sich herrlich, es steht Ihnen zu. Sie dürfen sich gut fühlen, Sie sollen sich sogar gut fühlen, herrlich strahlend vor Liebe und Lebensglück.

Sicherlich ist es ärgerlich, wenn Ihre Lieblingstasse kaputt ist, Ihr Nachbar lärmt und Teller gegen die Wand wirft, Ihr Sohn sich partout nicht seine langen Haare schneiden lassen will, Sie im Fernsehen Horrormeldungen über sich ergehen lassen müssen... Natürlich berührt es uns, aber versuchen Sie, alle diese „äußeren Umstände" nicht zu sehr an sich heranzulassen. Es nützt Ihnen nichts, sich darüber zu ärgern oder sich zu ängstigen. Damit meine ich nicht, dass Sie sich in Zukunft nie wieder ärgern sollen. Das ist gar nicht möglich. Aber Sie sollten sich bewusst sein, dass Sie Ihrem Körper dadurch schaden und krank werden. Durch Ihre bewusste Entscheidung der Abkehr von Wut, Feindschaft, Ärger, Hass, Neid, Eifersucht und der Hinwendung zur Liebe und zum Licht heilen Sie sich selbst. Sie ziehen sich aus dem „schwarzen Loch" heraus, in dem Sie sich momentan befinden.

Nachdem Sie die Übung der Liebe einige Male durchgeführt haben, können Sie Ihre Reinigungsübung erweitern, indem Sie sagen: „Danke für die Liebe" (Sie fühlen vom Herzchakra aus). Dann sagen Sie: „Danke für die vollkommene körperliche, geistige und seelische Gesundheit“ (ebenfalls vom Herzchakra aus).

Fühlen Sie Liebe und Gesundheit in Ihren Körper einfließen. Sie fühlen sich geliebt und gesund. Es ist wichtig, dass Sie diese Übung mehrmals täglich durchführen. So oft wie möglich. Die Übung können Sie erweitern, indem Sie hinzufügen: „Liebe und Frieden für mich“ (fühlen Sie, wie sich Liebe und Frieden in Ihnen ausbreiten), „Liebe und Frieden für meine Freunde und Verwandte“ (Sie können diese einzeln aufzählen, es muss aber nicht sein), „Liebe und Frieden für meine Feinde“ (indem Sie Ihren ungeliebten Zeitgenossen Liebe und Frieden schicken, heilen Sie auch sich; dadurch fällt Ihnen die Vergebung leichter – dazu später mehr), „Liebe und Frieden für alle Tiere dieser Welt“, „Liebe und Frieden für alle Pflanzen dieser Welt, die ganze Welt ist voll von Liebe und Frieden.“ Diese Übungen müssen Sie nicht im stillen Kämmerlein durchführen. Sie können sie überall umsetzen:

Während Sie an der Kasse warten – anstatt sich über die langsame Kassiererin zu ärgern, führen Sie Ihre Reinigungsübungen durch. Vergessen Sie nicht, auch der Kassiererin Liebe und Frieden zu schicken. Glauben Sie mir, sie kann Liebe sicherlich gut gebrauchen, ist sie doch den ganzen Tag dem Unmut, der Hetze, der Hast und den negativen Gedanken der Kunden ausgesetzt.

Vielleicht machen Sie Ihre Übungen während des Kochens, des Spazierengehens, in der Badewanne oder in der Straßenbahn (und denken Sie an die anderen gestressten Mitfahrer und schenken diesen ebenfalls Liebe und Frieden). Indem Sie anderen diese schönen Gedanken schicken, heilen Sie Ihre Mitmenschen wie auch sich selbst. Seien Sie nicht egoistisch, Sie wissen ja bereits, dass Sie zurückbekommen, was Sie aussenden. Sie schicken Liebe und Frieden an Ihre Zeitgenossen und bekommen Liebe und Frieden zurück.

Wenn Ihnen das anfangs befremdlich vorkommt, wird es Ihnen mit der Zeit in Fleisch und Blut übergehen. Sie werden fühlen, wie sich Ihr Herzchakra immer weiter öffnet, wie Sie die Liebe und den Frieden fühlen können. Sie können fühlen, wie gut Ihnen diese Reinigung tut, und vor allem hilft es Ihnen, wenn die negativen, destruktiven Gedanken Sie bedrohen.

Bereits morgens können Sie Liebe in den Tag schicken. Nach dem Aufstehen danken Sie für den schönen Tag. Sie können auch Liebe zum Beispiel in Ihr behandelndes Krankenhaus schicken, in den Therapieraum, zum Arzt in die Praxis oder zu sonstigen Orten, die Sie an diesem Tag aufsuchen werden. Wenn Sie eine Therapie bekommen, können Sie sich den Behandlungsraum vorstellen und Liebe in diesen Raum schicken. Seien Sie fest davon überzeugt, dass alles gut klappen wird, Sie keine Schmerzen haben, der Arzt und die Schwestern Sie nett behandeln werden, alles wie am Schnürchen klappen und die Therapie wunderbar wirken wird. Sie könnten sich vorstellen, dass Sie sich nach der Therapie gut fühlen und voller Freude und Energie den Heimweg bestreiten.

Stellen Sie sich den Tag vor, den Sie haben möchten,

und lassen Sie sich überraschen. Denken Sie positiv und ziehen Sie damit Positives und Gutes an. Auf keinen Fall sollten Sie an alle Pannen denken, die bei Ihrem letzten Arztbesuch passiert sind, oder an eine Behandlung, die schiefgelaufen ist. Fühlen und vertrauen Sie, dass dieses Mal alles klappen, alles gut wird. Vertrauen Sie einfach. Lassen Sie sich fallen. Denken Sie positiv. Durch begründete oder auch unbegründete Angst oder negative Gedanken kann es sein, dass Sie sich bereits vor einer Therapie oder einem Arztbesuch fürchten und sich durch Schwarzmalerei im Vorfeld Angst einjagen. Sicherlich wird es dann so eintreten, wie Sie es befürchtet haben.

Sie können allen in Ihrer Umgebung erzählen, wie „arm" Sie sind, dass bei Ihnen immer alles schief läuft (das erwarten Sie scheinbar) und bei Ihnen nichts hilft (wozu gehen Sie dann noch zur Therapie, wenn nichts hilft?).

Vielleicht erzählen Sie Ihren Mitmenschen, dass niemand solche furchtbaren Schmerzen erleiden muss wie Sie. Selbstverständlich kann sich auch niemand vorstellen, wie der Schmerz Sie quält (weil Sie der einzige Mensch auf Gottes Erden sind, der genau diese Höllenqualen durchmachen muss). Sie wissen, dass immer alle gegen Sie und Sie der einzige im Krankenhaus sind, der jedes Mal benachteiligt wird und die Infusionsflasche zuletzt bekommt (der Arzt hat etwas gegen Sie). Ihre Mitpatienten schauen Sie bei der Behandlung schief an (sie haben ja keine Ahnung, was Sie alles durchmachen – siehe oben, denn nur Sie erleiden Schmerzen). Nur Sie alleine erleiden eine besondere Krankheit (Ihre eigene, von Ihnen selbst gemachte, das macht sie auch so einzigartig). Sie sind regelmäßig der letzte Patient, der das Krankenhaus verlässt (genau das erwarten Sie heute auch wieder), während alle anderen Patienten bereits zu Hause in der warmen Stube sitzen. Vielleicht werden Sie wie beim letzten Mal im Aufzug stecken bleiben und eine Ewigkeit auf den Hausmeister warten müssen (dieser befindet sich bereits beim Abendessen wie alle anderen Patienten), bei Ihnen ist scheinbar Hopfen und Malz verloren.

Sie können aber auch anders wählen und positiv denken. Stellen Sie sich vor, wie gut Ihre heutige Behandlung verläuft, wie kraftvoll Sie sich danach fühlen und wie viel Lebensmut Sie für die nächste Zeit haben werden. Positives Denken zieht Positives in Ihr Leben, negatives Denken zieht Negatives zu Ihnen. Die Wahl liegt bei Ihnen. Seien Sie sich gewiss, dass das Universum immer an Ihrer Seite steht, Ihnen beisteht und hilft, wenn Sie es wünschen. Geben Sie Ihren Geisthelfern und Engeln, die immer bereitstehen, eine Chance. Bitten Sie jedes Mal um Hilfe, wenn Sie diese benötigen, Sie werden immer gehört. Bitten Sie um nichts Negatives. Denken Sie bitte nicht, dass sich der Arzt, der Sie bei der letzten Therapie so grob behandelt hat, sich das Bein brechen, oder der dicken Krankenschwester, die immer schlechte Laune hat, speiübel werden soll. Genauso übel, wie es Ihnen öfters bei der Behandlung wird (damit erwarten und erhoffen Sie bereits, dass Ihnen übel wird). Es kann nämlich sein, dass Sie Ihren behandelnden Arzt bei Ihrer nächsten Kontrolle mit einem Gips herumlaufen sehen, und dann werden Sie ein schlechtes Gewissen bekommen. Ihre Gedanken sind sehr mächtig, Sie können damit Ereignisse erschaffen, die Sie sich lieber erspart hätten. Dadurch verschlimmern Sie Ihre Situation wieder.

An dieser Stelle möchte ich noch etwas über die Vergebung sagen. Im Laufe unseres Lebens müssen wir mit unliebsamen Zeitgenossen zusammenleben, die uns seelische Schmerzen bereiten, Ängste einflößen, uns quälen, auf die Nerven gehen oder uns wütend machen. Sie können zu unseren Feinden werden. Befreien Sie sich von diesen Feinden. Vergeben Sie ihnen, was immer sie Ihnen auch angetan haben. Tun Sie es aus Ihrem Herzen heraus. Es ist schwierig, denn manche unserer Wunden sitzen sehr tief, wir wühlen Sie immer wieder auf und verletzen uns damit selbst. Wir denken wieder an diese uns verletzende Situation, fühlen, wie wir damals gefühlt haben, weinen und werden depressiv. Wir hassen unsere Feinde für alles, was Sie uns angetan haben, und rufen damit diese Situationen wieder in unsere Erinnerung; es schmerzt uns immer wieder.

Seien Sie sich bewusst, dass Sie sich damit verletzen und nicht Ihren Feind. Wenn Sie Ihren „Feinden" vergeben, tun Sie sich selbst einen Gefallen. Ich weiß, Sie werden sagen, es ist unverzeihlich, was Ihnen angetan wurde. Sie verlangen nach Rache, denn Sie erinnern sich wieder an die Situation, an den Schmerz und das Brennen in der Seele. Sie verstehen nicht, wieso gerade Ihnen solches Leid angetan wurde. Damit sollten Sie aufhören. Derjenige, der Ihnen die Qual angetan hat, weiß das möglicherweise gar nicht. Er hat keine Ahnung, dass Sie gerade jetzt leiden, er interessiert sich nicht dafür. Ja, es scheint ihm überhaupt nicht wichtig, nicht so wie Ihnen, die/der den seelischen Schmerz noch nach Jahren in der Brust fühlen kann.

Denken Sie wirklich, dass Sie durch Ihre Seelenqual Ihrem Feind schaden? Das Gegenteil ist der Fall. Es belastet Sie. Sie müssen loslassen, was auch immer es war. Damit lösen Sie für sich die Qual auf. Sie tun es für sich, nicht für andere Menschen.

Nehmen Sie sich etwas Zeit und schreiben Sie eine Liste Ihrer „Feinde". Wenn Sie nicht mehr wissen, wie sie heißen, beschreiben Sie sie. Danach setzen Sie sich an einen ruhigen Ort und arbeiten Ihre Liste ab. Denken Sie an die Person und die Situation, die Sie hassen, und vergeben Sie. Bei manchen ist das sicherlich nicht einfach; oft sitzen die seelischen Schmerzen sehr tief.

Vergebung:

Denken Sie bewusst an Ihre Feinde und sagen Sie: „Ich vergebe dir alles, was du mir angetan hast." Fühlen Sie in Ihrem Herzen die Vergebung. Fühlen Sie, wie Sie von einem befreienden Gefühl umgeben werden, Wie eine Last von Ihnen fällt und Sie plötzlich freier und besser durchatmen können. Fühlen Sie, wie dieser Schmerz Sie verlässt. Halten Sie ihn nicht fest, er tut Ihnen weh und macht Sie krank. Lassen Sie ihn ziehen.

Arbeiten Sie alle Ihre Feinde der Liste ab. Einige werden schneller verschwinden, an anderen müssen Sie vielleicht mehrere Tage oder Wochen arbeiten, bis Sie loslassen und verzeihen können. Seien Sie sich gewiss, dass Sie diese Übung für sich selbst machen. Sie werden sehen, es tut gut, keine Feinde mehr zu haben. Natürlich werden sie noch immer da sein, aber Ihre Einstellung ihnen gegenüber hat sich durch die Vergebung geändert. Sie können an die schmerzende Situation denken, ohne dass Sie gequält werden.

Wäre es nicht ein schönes Gefühl, sagen zu können: „Ich habe keine Feinde"? Dabei spielt es keine Rolle, wie Ihr Feind dazu steht. Er kann ja weiterhin Ihr Feind sein, wenn er das möchte, es geht lediglich um Ihre Einstellung ihm gegenüber. Sie befreien sich von Ihren negativen Gedanken, von Ärger, Wut, Hass, Neid und Leiden. Machen Sie sich frei davon. Was immer die andere Person tut oder äußert, es kann Ihnen von heute an egal sein. Aus vollem Herzen möchten Sie wieder gesund werden. Sie möchten sich mit guten und schönen Gedanken und Dingen auseinandersetzen. Da haben Feinde keinen Platz in Ihrem Leben.

Wenn Sie Ihrem Feind verziehen haben, stellen Sie sich ihm. Das kann Angst machen, und es schnürt Ihnen das Herz zusammen. Probieren Sie es aus. Begegnen Sie Ihrem „Feind", und laden Sie Ihn auf einen Kaffee oder auf einen Spaziergang ein, gehen Sie zum Nachbarzaun auf einen Tratsch und fühlen Sie in sich, wie es sich anfühlt. Schmerzt es wie früher? Frisst es Sie innerlich auf, ärgern

Sie sich, werden Sie wütend, könnten Sie die Person in der Hölle brutzeln sehen, oder spüren Sie ein friedliches, harmonisches Gefühl in der Mitte Ihrer Brust? Sie müssen nicht sofort Liebe für Ihren Feind spüren (obwohl das das Ziel ist). Vergebung ist ganz schön schwer.

Vergeben Sie und spüren Sie in Ihrem Herzen, wie der Groll abfällt und sich ein gutes Gefühl einstellt. Sie können auch Ihre Engel oder Geisteshelfer bitten, Ihnen zu helfen. Denken Sie fortan positiv über Ihren „einstigen Feind" (auch wenn dieser weiterhin ein Blödmann ist und sich so benimmt, es geht Sie nichts mehr an). Befreien Sie sich von diesem Menschen – wenn Sie täglich mit ihm zu tun haben, zum Beispiel am Arbeitsplatz oder in der Familie, lassen Sie Ihre negativen Gedanken über ihn nicht mehr an sich heran. Ändern Sie Ihre Einstellung ihm gegenüber. Nehmen Sie ihn nicht zu ernst. Lassen Sie sich nicht aus der Reserve locken, es ist Ihre Energie, die verschwendet wird. Sie können jetzt alle Kraft für Ihre Genesung gebrauchen.

Wenn es möglich ist, sich von unguten Menschen fernzuhalten, tun Sie es. Sie müssen nicht bei jedem Familienfest erscheinen und sich vom Onkel zum Deppen machen lassen. Auch müssen Sie nicht immer auf sich herumhacken lassen, nur damit sich Ihre Mitmenschen gut fühlen. Denken Sie daran, dass viele Menschen Minderwertigkeitsgefühle mit sich herumschleppen und diese durch Großsprecherei und Unterdrückung ihrer Mitmenschen überspielen. Bei der nächsten Familienfeier sind Sie krank und bleiben dem Fest fern. In Zukunft lassen Sie sich nicht Ihre Energie aussaugen oder dumm anreden. Denken Sie aber nicht negativ über den besagten Onkel, und sprechen Sie auch nicht negativ mit anderen über ihn. Schicken Sie ihm Liebe und vergeben Sie ihm. Sie werden sehen, dass sich etwas ändert. Dieser Mensch wird Sie in Zukunft anders behandeln. Sie schicken positive Energie und gute Gedanken zu ihm, und er kann sich nicht wehren. Er wird seine Einstellung Ihnen gegenüber ändern. Versuchen Sie es.

Wenn Sie einen Arbeitskollegen haben, der Sie täglich schlecht vor Ihren anderen Kollegen oder Ihrem Chef macht oder Sie andersweitig quält, ziehen Sie eine geistige Mauer um Ihren Schreibtisch oder Ihr Büro. Wenn zum Beispiel dieser liebe Kollege immer zu Ihrem Schreibtisch kommt, Ihre Akten zur Seite schiebt und sich auf den Tisch setzt, dann zeichnen Sie sich im Geist morgens eine durchsichtige Mauer um Ihren Tisch. Sie werden staunen, wenn er sich plötzlich nicht mehr zu Ihnen setzt. Und vergeben Sie ihm – Ihrer Ruhe und Gesundheit wegen.

☆☆☆

Was muss ich tun, um Gott zu gefallen?

Mancher stellt sich jetzt sicherlich die Frage, was Gott für seine Dienste als Gegenleistung verlangt. Schließlich macht niemand etwas gratis auf dieser Welt. Eben! Auf dieser Welt ist das so, Gott aber ist von „jener“ Welt. Gott muss man nichts geben, er verlangt nichts, außer, dass Sie ihm Liebe entgegenbringen, sich bedanken, mit ihm sprechen und ihm Ihre Sorgen und Lasten, die Sie mit sich herumschleppen, erzählen. Er hört Ihnen immer zu, immer! Er ist ständig präsent, auch wenn Sie denken, dass Sie allein sind oder sich einsam und verlassen fühlen. Sie sind niemals wirklich allein, weil die „jenseitige“ Welt immer um Sie ist.

Das „Jenseits“ ist in unserem „Diesseits“ präsent. Wir leben mittendrin, nur können wir oder die meisten von uns nicht hinter den Vorhang sehen. Es ist so, als wenn man in einer Goldfischkugel aus trübem Glas lebt. Die Jenseitigen können zu uns und auf unser Leben sehen, nur wir können nicht durch das Glas hinaussehen. Deswegen denken wir Menschen oft, dass wir allein auf dieser Erde sind. Dass wir auf uns allein gestellt sind und niemand uns hilft. Gott möchte Ihnen helfen. Vertrauen Sie ihm. Spendieren Sie ihm täglich einige Minuten Ihrer Zeit. Sprechen Sie mit ihm und warten Sie, was passiert. Erwarten Sie, dass „man“ sich mit Ihnen in Verbindung setzt. Wichtig dabei ist, dass Sie sich auch dafür öffnen. Es nützt nichts, wenn Sie sich flehend ans Universum wenden, dann aber Angst vor der Reaktion haben und sich verschließen. Erwarten Sie Wunder. Wünschen Sie sich, dass eine Verbindung zur jenseitigen Welt aufgebaut wird. Es wird Ihr Leben bereichern.

Glauben Sie mir, Ihre Engel und Gott sind bereit für die Begegnung mit Ihnen. Sie müssen nur „Ja“ sagen. Vertrauen Sie auf Gott, bringen Sie ihm Liebe entgegen und danken Sie. Das ist doch nicht zu viel, oder? Und außerdem ist es noch gratis. Also nutzen keine Ausreden, dass Sie nicht konnten, weil es zu teuer war. Alles, was Gott von Ihnen verlangt, kostet Sie nichts. Es kostet Sie höchstens, Ihren Unglauben abzulegen. Machen Sie es sich nicht so schwer im Leben, das Leben wurde Ihnen nicht geschenkt, damit Sie leiden. Sie wurden nicht zufällig geboren, sondern damit Sie auf dieser Erde etwas bewirken. Jeder von uns hat eine Aufgabe. Jedes Leben hat einen Sinn, für Gott gibt es nichts Unsinniges. Sie sollen sich immer dessen bewusst sein, dass Ihr Leben nicht zufällig entstanden ist, sondern ein tieferer Sinn dahinter steckt. Ihr Leben wurde Ihnen geschenkt. Es ist ein Geschenk Gottes, damit Sie sich auf dieser Erde weiterentwickeln können.

Es stimmt nicht, dass man sich nur entwickeln kann, wenn man leidet, Schmerzen hat und seinen Körper so richtig spürt. Das Leben wurde uns geschenkt, damit wir glücklich und zufrieden sind, heiter in den Tag gehen und uns freuen. Genau das möchte Gott. Dass es uns gut geht und wir nicht leiden. Wem sollte mit dem Leiden gedient sein? Sicherlich nicht Gott. Und Ihnen hilft es bestimmt auch nichts, im Gegenteil, es macht Sie unglücklich, schwach und krank. Wenn Sie Glück ausstrahlen, ist auch Gott heiter. Wenn Sie sich gut fühlen und so viel Energie haben, dass Sie Bäume ausreißen könnten, senden Sie eine starke, kraftvolle und positive Energie ans Universum. Dieses wird dadurch auch stärker und kräftiger, und es wird Ihnen wiederum Energie zuführen. Wir sind alle eins.

„Gott und ich, wir sind eins. Durch das Erkennen nehme ich Gott in mich hinein, durch die Liebe hingegen gehe ich in Gott ein."

(Meister Eckhart)[35]

Alles im Universum besteht aus Geben und Nehmen. Gott will, dass Sie glücklich, zufrieden und sorgenfrei sind. Er möchte, dass Sie gesund und schmerzfrei sind, sich in Ihrer Haut wohlfühlen und kraftvolle Energie aussenden. Warum sollte Gott wollen, dass Sie leiden?

Durch Ihren Schmerz und Ihr Trübsal senden Sie leidvolle, negative Energie ans Universum. Gott ist immer mit uns verbunden, er kann unseren Schmerz, unsere Leiden und Krankheiten ebenso fühlen wie wir. Warum sollte er sich selbst schaden? Wieso sollte er leiden wollen? Er möchte, dass Sie täglich in der Früh das Fenster aufreißen, zum Himmel blicken und für das Leben danken. Dafür danken, dass es Ihnen gut geht, Sie mit Freude leben dürfen und gesund sind. Er hat Freude daran, wenn jeder Ihrer Tage wunderschön, heiter und erfreulich ist.

Ändern Sie ab heute Ihr Leben. Nehmen Sie es in die Hand. Genau, Sie sind jetzt aufgerufen, Ihr Leben selbst zu regeln. Nicht der Nachbar, Ihre beste Freundin oder

Ihre Kinder können Ihr Leben verändern. Sie selbst müssen für Ihr Leben und Ihre Genesung kämpfen. Sie sind es wert! Ihr Leben ist wertvoll! Seien Sie furchtlos und tapfer, egal, was andere von Ihnen denken oder sagen. Was immer Sie zu erledigen haben, welche Prüfungen Sie ablegen müssen oder vor welche wichtigen Entscheidungen Sie gestellt werden, das Universum ist immer um Sie. Es ist da, um Ihnen beizustehen. In schwierigen Lebenssituationen steht es Ihnen jederzeit hilfreich zur Seite.

„Ich habe immer zwei Möglichkeiten. Ich kann mich ängstigen, Probleme wälzen, den Kopf zerbrechen, unter die Bettdecke verkriechen… oder mich Gott zuwenden, seinen Verheißungen trauen und mit neuem Mut den Tag beginnen.“ [36]

Sie haben die freie Wahl und den freien Willen. Entscheiden Sie sich für Ihr neues Leben ohne Schmerzen, Leid, Unglück und Schwarzmalerei. Wenden Sie sich Gott zu und sagen Sie: „Ich liebe dich“. Spüren Sie dabei Freude und Leichtigkeit in Ihrem Herzen. Fühlen Sie, wie Sie plötzlich gut durchatmen können, wie eine Last von Ihrer Brust genommen wird, und glauben Sie, dass man Sie gehört hat.

Gott und seine Helfer, zum Beispiel Ihre Schutzengel, setzen uns oft nur kleine Zeichen. Vielleicht streift Sie plötzlich ein leichter Wind, oder jemand sagt nette Worte zu Ihnen, Sie hören Ihr Lieblingslied oder riechen den Duft einer Blume. Gottes Möglichkeiten sind unbegrenzt. Es sind Zeichen für Sie. Achten Sie darauf, was um Sie herum passiert, und beobachten Sie. Möglicherweise fühlen, hören oder sehen Sie gerade jetzt ein Zeichen von „oben“. Legen Sie dieses Buch kurz weg und beobachten Sie Ihr Umfeld. Öffnen Sie Ihren Geist und glauben Sie nicht an Beschränkungen. Für Gott gibt es keine Grenzen.

Vor allem denken Sie zu keinem Zeitpunkt, dass Sie für Gott nicht wertvoll sind, weil Sie ein unscheinbares kleines Würstchen sind, für das sich niemand interessiert. Vergessen Sie diesen Unsinn. Für Gott ist jeder einzelne Mensch wertvoll. Ihr Leben ist kostbar.

☆☆☆

Übung: Selbstliebe

Gott liebt Sie, und er möchte, dass Sie sich lieben.

Gehören Sie zu den Menschen, die immer nur geben? Die sich auslaugen oder von anderen ausnutzen lassen und sich selbst nicht für wichtig halten? Bedeutend ist, dass Sie sich selbst lieben, damit Sie andere und Gott lieben können. Haben Sie schon einmal zu sich selbst gesagt: „(Ihr Name), ich liebe dich"? Vielleicht auch noch vor dem Spiegel? Und sich dabei angelächelt? Probieren Sie es aus, wenn Sie an einem Spiegel vorbeigehen, und merken Sie, wie sich Ihr Herz öffnet. Fühlen Sie in Ihr Herzchakra, während Sie in den Spiegel schauen und sagen: „(Ihr Name), ich liebe dich." Herrlich!

Wenn heute noch niemand zu Ihnen gesagt hat: „Ich liebe dich", dann tun Sie es. Viele Menschen sind sehr sparsam mit den Worten der Liebe. Vielleicht weil sie sich genieren, es nie gelernt haben oder es in ihrem Elternhaus nicht üblich war. Als Erweiterung können Sie sagen: „(Ihr Name), ich liebe dich und nehme dich so an, wie du bist. Schön, dass es dich gibt. Du bist schwer in Ordnung." Fühlen Sie sich gut dabei und glücklich.

Vergessen Sie Ihre Krankheit und seien Sie eins mit sich. Lieben Sie sich, Gott und Ihre Mitmenschen. Liebe kann alles heilen. Liebe ist etwas, das sich vermehrt, wenn man es teilt. Also teilen Sie und verteilen Sie Liebe, Sie werden sehen, wie gut Ihnen das tut. Und vor allem: Lieben Sie sich selbst und Ihren Körper mit all seinen Dellen und Kanten. Lieben Sie sich so, wie Sie sind, und akzeptieren Sie sich. Mit all Ihren Fehlern. Sie sind wertvoll.

„Und es trat zu ihm der Schriftgelehrten einer, der ihnen zugehört hatte, wie sie sich miteinander befragten, und sah, dass er ihnen fein geantwortet hatte, und fragte ihn: Welches ist das vornehmste Gebot vor allen? Jesus aber antwortete ihm: Das vornehmste Gebot vor allen Geboten ist das: „Höre, Israel, der HERR, unser Gott, ist ein einiger Gott; und du sollst Gott, deinen HERRN, lieben von ganzem Herzen, von ganzer Seele, von ganzem Gemüte und von allen deinen Kräften.“ Das ist das vornehmste Gebot. Und das andere ist ihm gleich: „Du sollst deinen Nächsten lieben wie dich selbst.“ Es ist kein anderes Gebot größer denn dieses.“

(Markus 12,31)[37]

... wie dich selbst. Also sollten wir bei uns selbst beginnen. Es soll uns sogar ein Gebot sein, uns selbst zu lieben.

Lieben Sie sich und glauben Sie.

„Und siehe, ein Weib, das zwölf Jahre den Blutgang gehabt, trat von hinten zu ihm und rührte seines Kleides Saum an. Denn sie sprach zu sich selbst: Möchte ich nur sein Kleid anrühren, so würde ich gesund. Da wandte sich Jesus um, sah sie und sprach: Sei getrost, meine Tochter; dein Glaube hat dir geholfen. Und das Weib ward gesund zu derselben Stunde”.

(Matthäus 14,36)[38]

Viele von uns haben sicherlich von dieser Bibelgeschichte gehört. Gelesen, dass allein die Berührung mit Jesus Heilung bringt. Und sicherlich haben Sie den Spruch gehört, dass allein der Glaube Berge versetzen kann.

Bisher hat aber noch niemand von uns einen Menschen getroffen oder von jemandem gehört, der wirklich Berge versetzen kann. Oder haben Sie?

„Wenn euer Glaube auch nur so groß ist wie ein Senfkorn, dann werdet ihr zu diesem Berg sagen: „Rücke von hier nach dort, und er wird wegrücken. Nichts wird euch unmöglich sein."

(Matt. 17,20)[39]

Was heißt das für unsere heutige Zeit? Die Bibel darf nicht wortwörtlich genommen werden. Es handelt sich um Gleichnisse für Ängste, Sorgen, Traurigkeit, Verzagtheit, Schuld, Nöte, Schwierigkeiten, Ungerechtigkeiten, Bedrückungen, kurz, für alles, was uns im Leben hart zusetzt. Wenn Sie fest daran glauben, dass Gott Ihnen bei Ihrer Genesung beisteht, wird Ihre Heilung eintreten. Für Gott ist nichts unmöglich, also ist für Sie auch nichts unmöglich, denn Sie sind ein Teil Gottes. Sie müssen daran glauben und felsenfest davon überzeugt sein, dass alles, was Sie sich wünschen, eintritt. Dann können auch Sie Berge versetzen.

Gerne möchte ich erneut eine Geschichte aus dem Leben von Mutter Theresa mit Ihnen teilen. Sie lebte uns vor, wie Glauben funktioniert. Sie war von der Existenz Gottes und dass er alles für uns richten wird, überzeugt. Sie bekam „unglaubliche“ Dinge, einfach indem sie daran glaubte und es Gott überließ, diese zu besorgen. Sie kümmerte sich nicht darum, wie sie zu ihr kamen.

Es war Mittag, und es gab kein Essen für die hungrigen Menschen, die sich täglich vor dem Ausspeisungshaus in Kalkutta für Essen anstellten. Um 12.00 Uhr sollte die Essensverteilung beginnen, und um 11.30 Uhr fragten die Mitschwestern Mutter Theresa, was sie tun sollten. Diese schickte die Nonnen zum Beten in die Kapelle und meinte, sie selbst würde erst später hinzukommen, sie hätte noch etwas zu tun. Als Mutter Theresa kurz vor 12.00 Uhr in der Kapelle eintraf, die betenden Nonnen sah und es noch immer kein Essen gab, sagte sie zu ihnen: „Wie ungläubig ihr doch seid!“ Sie setzte sich hin und begann zu beten. Nach fünf Minuten läutete es an der Pforte. Ein Lastwagen stand vor der Tür, mit Essen von einem luxuriösen Buffet, das übriggeblieben war. Der Besitzer des Restaurants meinte, es wäre schade, dieses gute Essen wegzuwerfen, man solle es doch zu Mutter Theresa schicken.

In einer anderen Geschichte war die Eröffnung eines Waisenhauses für den nächsten Tag geplant, es fehlten aber noch viele Betten für die Schützlinge. Wieder versammelten sich die Nonnen in der Kapelle. Sie können sich vorstellen, was passierte? Ja, genau, nach kurzer Zeit läutete es, und an der Türe stand ein Lastwagen voll mit Betten von einem Hotel. Das Hotel wurde neu renoviert, und der Besitzer war der Ansicht, Mutter Theresa könnte sicherlich diese Betten gebrauchen. Ist das nicht prima?[40]

Jetzt denken Sie, Sie können sich nicht mit Mutter Theresa messen, Sie war eine Heilige, eine Nonne, eine Frau der Kirche, etwas Besonderes? Auch Sie sind etwas Besonderes. Worin besteht der Unterschied zwischen Mutter Theresa und uns? Allein der Glaube. Sie war ein Mensch wie wir alle. Gut, sie war eine Nonne, das heißt aber noch lange nicht, dass sie besser oder schlechter war als wir. Sie war anders. Sie hatte den unerschütterlichen Glauben, dass Gott ihr helfen würde. Und er hat ihr immer geholfen. Das Universum war immer für sie da. Es war für Mutter Theresa nicht von Interesse, wie und woher die Dinge kamen. Das betrachtete sie als Sache des Universums. Sie glaubte und betete dafür, dass das Essen jetzt kommen solle. Alles andere war ihr egal. Noch einmal zur Erinnerung. „Wie ungläubig ihr doch seid!“, sagte sie zu ihren Mitschwestern.

Übrigens lebte diese „große“ Frau jahrzehntelang unter den Leprakranken, ohne sich vor der Krankheit zu schützen. Und sie erkrankte nie daran. Warum war das wohl so? Sie überließ es Gott, sie vor der Krankheit zu verschonen. Sie wusste, dass sie sich auf Gott verlassen konnte.

Was brauchen Sie für sich, um gesund zu werden? Sie brauchen den Glauben, dass Sie gesunden. Nichts weiter. Es braucht Sie nicht zu interessieren, **wie** Sie geheilt werden. Das können Sie getrost dem Universum überlassen.

Der Glaube kann Ihnen helfen. Wenn Sie bisher im Zweifel waren, nicht an Gott oder das Universum geglaubt, es als Hirnspinnerei abgetan haben, als unnütze Zeitverschwendung, die ohnehin nichts bringt, könnten Sie versuchen, das zu ändern. Wie wäre Ihre Welt, wenn Sie glauben könnten? Wie wäre Ihr Leben, wenn Sie überzeugt wären, dass Sie sich durch Ihre Gedanken alles vorstellen können, was Sie möchten, und es dann auch bekommen? Einen kräftigen, gesunden Körper, frei von Schmerzen, voller Energie und Lebenskraft. Springend, tanzend, jubelnd und fröhlich. Wie wäre es, wenn Sie sich ein neues Leben erdenken könnten? Wenn es keine Grenzen gäbe?

Sie meinen, das ist unmöglich? Ich denke, es gibt nichts Unmögliches, das Limit ist der Himmel. Sie begrenzen sich selbst durch Ihre falschen Gedanken. Sie sind Ihr eigener Feind, ich behaupte sogar, Sie sind durch Ihre einschränkenden Gedanken Ihr größter Feind. Sie können sich in allen Bereichen Ihr Leben so erdenken, wie Sie es gerne hätten. Sie können sich Gesundheit, Geld, einen liebevollen Partner, Geschäfte, Frieden usw. erschaffen – alles, was Sie für Ihr Leben, Ihre Harmonie und Ihr Glück zur Genesung benötigen. Ihr Glaube kann Berge versetzen.

Ich lebe seit einigen Jahren in Peru. Hier gibt es Orte, die man als hellhäutige, blauäugige Frau, wie ich es bin, besser nicht besucht. Leider sind in Lima Taschendiebstähle, Autoentwendungen, Einbrüche und sogar Entführungen an der Tagesordnung. Obwohl meine Verwandten immer sehr besorgt um mich sind und ich überall Warnungen höre oder täglich Horrormeldungen in der Zeitung lese, habe ich nur für mich selbst ein Glaubenskonzept zugelegt. Ich bin davon überzeugt, dass ich nicht bestohlen werde. Das glaube ich. Ich habe auch keine Angst, bestohlen oder gar entführt zu werden. Ich glaube, dass mir nichts passieren kann.

In den sieben Jahren, die ich in Lima wohne, ist mir noch nie etwas passiert. Und denken Sie nicht, dass ich mit einem muskulösen, braungebrannten Bodyguard auf die Straße gehe oder mich den ganzen Tag im Zimmer einsperre. Ich bewege mich sogar in Orten, die für eine „Gringa" wie mich sehr gefährlich sind. Meine deutschsprachigen Bekannten und Verwandten schlagen die Hände über dem Kopf zusammen, wenn ich ihnen erzähle, in welche „gefährlichen" Bezirke ich gehe.

Mit meinem Mann leite ich einen Hilfsverein, und wir administrieren Lehr-Schulbäckereiprojekte in den Slums von Lima. Sie können sich vorstellen, dass gerade Slums sehr „heiße Pflaster" sind. Ich kann Ihnen sagen, dass mir bis heute noch nie etwas geschehen ist. Keiner meiner Bekannten, der einige Jahre in Lima wohnte, kann das von sich sagen. Ich kenne Leute, vor allem Ausländer, die Opfer von Taschen- oder Autodiebstählen wurden, denen das soeben von der Bank abgehobene Geld wieder abgenommen wurde (auch eine Priesterkutte ist kein Hindernis für Diebe), die von Verbrechern zu Geldautomaten geführt wurden und unter Drohung mit einer Pistole zur Geldabhebung gezwungen wurden, bis zur Schussverletzung ins Knie, weil sie den Autoschlüssel nicht freiwillig hergeben wollten. Und meine Bekannten bewegen sich in relativ sicheren Bezirken von Lima.

Mir ist noch nie etwas geschehen, einfach weil ich mich beschützt fühle. Meine Geisthelfer kümmern sich um mich. Wenn mir andere Menschen ihre Schauermärchen erzählen und mich warnen, was ihnen alles in den dunklen Ecken Limas passiert sei, denke ich für mich, dass so etwas nur anderen passiert. Mir kann nichts geschehen.

Wenn man Angst hat und immer darüber spricht, zieht man unweigerlich diese gefährlichen Situationen in sein Leben. Wenn man denkt, dass einem nichts geschehen kann und sich sicher fühlt, wird einem nichts geschehen.

Ich fühle mich auch an gefährlichen Orten Limas sicher und weiß, dass mir nichts passieren wird. Ich bin davon überzeugt, dass in einer brenzligen Situation einer meiner Engel an meiner Seite wäre, um mir zu helfen. Darauf vertraue ich. Mit dieser Geschichte wollte ich Ihnen verdeutlichen, dass wir das Produkt unseres Glaubens sind. Wir sind das, was wir denken. Ich glaube für mich, dass mir nichts geschehen wird, deshalb geschieht mir auch nichts. Nichts ist unmöglich.

☆☆☆

Zusammenfassung

1. Um uns gibt es eine gewaltige Kraft – diese Kraft ist ein bewusster, intelligenter Geist.
2. Das Reich Gottes ist mitten unter uns.
3. Unsere Gedanken sind reine Energie, und auch Gott ist reine Energie.
4. Menschliche Gehirnzellen ähneln den Energiefäden des Universums.
5. Vertrauen Sie auf Ihre inneren Führer.
6. Denken Sie positiv und ziehen Sie damit Positives in Ihr Leben.

☆☆☆☆☆

III. IHRE HEILUNG

„Niemals wird dir ein Wunsch gegeben,
ohne dass dir auch die Kraft verliehen wurde,
ihn zu verwirklichen.
Es mag allerdings sein,
dass du dich dafür anstrengen musst."

(Richard Bach)

Placebos und Heilung

Aus Arzneimittelstudien kennt man den von allen Pharmafirmen gefürchteten Placebo-Effekt, der bis zu 1/3 der Heilungen ausmachen kann. Unter Placebo (kommt aus dem Lateinischen und bedeutet: „Ich werde gefallen") versteht man, dass bei Patienten, die in Studien kein Medikament, sondern ein Scheinmedikament (zum Beispiel Traubenzuckertabletten) erhalten haben, eine Heilung eingetreten ist. Blöd gelaufen für die Pharmafirma, denn wenn man beweisen möchte, dass gerade dieses Medikament die wirksame Erlösung der Symptome mit sich bringt und die Traubenzuckertablette ein ebensolches Ergebnis hervorbringt, und dies noch zu einem hohen Anteil, steht man unter Zugzwang.

Wodurch entsteht ein Placebo-Effekt? Nehmen wir an, dass Sie an einer Studie teilnehmen, um die Wirksamkeit eines bestimmten Medikaments zu untersuchen. In dieser Studie erhält ein Teil der Probanden (Personen, die sich einer Prüfung unterziehen, Test-, Vergleichspersonen) ein echtes Medikament, und ein Teil erhält ein Placebo (Schein-Medikament). Trotzdem berichten Patienten, die nur Placebos erhalten haben, von einer Heilung. Wie kann man sich das erklären?

Vor der Studie werden die Patienten über die Risiken, Nebenwirkungen und zu erwartenden Wirkungen aufgeklärt. Diejenigen, die glauben, dass das Medikament ihnen helfen wird, sind so intensiv von der Wirkung überzeugt, dass dieses auch ohne Inhaltsstoff wirksam ist, was deutlich macht, was unsere Gedanken hervorbringen können.

1970 wurde in New York eine Studie an Asthmapatienten durchgeführt, die zeigen sollte, wie sich Erwartungshaltungen von Menschen auf deren Körper auswirken. Ihnen wurden zwei verschiedene Medikamente verabreicht: Isoproterenol, das eine Erweiterung der Bronchien bewirkt (der Patient bekommt besser Luft, da die Bronchien weit sind) und Carbachol, das die Bronchien verengt (dadurch bekommt man schlechter Luft und das Asthma wird verstärkt). Nach Verabreichung der Medikamente wurden das Lungenvolumen und der Luftstrom gemessen. Das Resultat war, dass Patienten, die Carbachol erhalten hatten (Lunge wird eng) und denen man mitgeteilt hatte, sie hätten Isoproterenol bekommen (Lunge wird weit, Luft kann einströmen), tatsächlich besser Luft bekamen (obwohl sie eigentlich weniger Luft bekommen sollten). Patienten, die Isoproterenol erhalten hatten (Lunge wird weit) und dachten, man hätte ihnen Carbachol verabreicht (Lunge wird eng), hatten Schwierigkeiten beim Atmen. Diese subjektiven Angaben der Patienten korrelierten mit den Ergebnissen des Lungenvolumens und des Luftstroms.[41]

Diese Studienergebnisse verdeutlichen, wie stark die Macht unseres Geistes ist. Es geschieht so, wie wir es erwarten.

In den USA ist eine zuckerhaltige Placebo-Tablette mit Kirschgeschmack auf dem Markt, die unter dem Handelsnamen Obecalp (Placebo rückwärts geschrieben) vertrieben wird. Diese wird vor allem bei Kindern mit großem Erfolg eingesetzt. Man weiß auch, dass Placebos, die per Injektion verabreicht werden, stärker wirken als solche in Tablettenform. Das liegt daran, dass Injektionen invasiv (Maßnahme, bei der in den Körper eingedrungen wird) und von einer anderen Person verabreicht werden. Sehr große Tabletten wirken besser als kleine, sehr kleine besser als kleine Tabletten. Auch die Farbe und Gestaltung der Verpackung spielt eine Rolle: Farbige Tabletten wirken stärker als weiße, blaue wirken beruhigend, gelbe stimulierend, weißgrüne schmerzlindernd. Placebos, die von einem Arzt im weißen Kittel verabreicht werden, wirken besser, als wenn der Arzt nur ein T-Shirt trägt. Allerdings wirken Placebos, verabreicht von einem Arzt in T-Shirt, besser, als wenn sie vom Pflegepersonal verabreicht werden.

Sehr wichtig bei der Verabreichung von Placebos ist die Aufklärung des Patienten. Wenn der behandelnde Arzt den Patienten gut über das Medikament unterrichtet, sich Zeit nimmt, optimistische Worte verwendet und von der Behandlung überzeugt ist, können beim Patienten nicht nur subjektiv, sondern auch objektiv verblüffende Wirkungen eintreten.

Ebenso wie den positiven Effekt bei Placebo kennt man den gegenteiligen Effekt eines Scheinmedikaments, den sogenannten Nocebo-Effekt (stammt vom lateinischen nocere = schaden, nocebo = „Ich werde schaden"). Vor den Studien wurden die Patienten über die Nebenwirkungen des zu erprobenden Wirkstoffs informiert. Ebenso wie man sich die positiven Effekte einbilden kann, kann man sich auch die negativen Wirkungen heranholen. Viele Patienten, die nur ein Placebo-Medikament erhalten hatten, bekamen Nebenwirkungen. Wie kann das passieren, wenn dem Patienten doch scheinbar „nur" Traubenzucker verabreicht wurde? Was man sich nicht alles einbilden kann!

Ich möchte Ihnen einige Beispiele aus klinischen Studien vorstellen:

In einer Studie bekam ein Teil von Patienten mit Nahrungsmittelallergien ein Allergen gespritzt (Allergen ist die Substanz oder der Stoff, der die Allergie auslöst), die andere Studiengruppe erhielt Kochsalzlösung. Ein Viertel der Patienten, die „nur" Kochsalz injiziert bekamen, wiesen allergische Reaktionen auf.[42] Sie dachten, sie müssten allergisch auf diesen Stoff sein. Na so was...

In den USA wurde der Einfluss von Worten bei 140 Frauen, die vor der Geburt eine Epiduralanästhesie erhielten (Betäubung des Rückenmarks während der Geburt), getestet. Ein Teil der Patientinnen wurde vor dem Einstich der Nadel mit den Worten: „Es wird sich anfühlen wie ein starker Bienenstich, und das ist dann auch schon der schlimmste Teil“, gewarnt (Nocebo Effekt). Zur anderen Patientinnengruppe wurde gesagt: „Sie werden eine Lokalanästhesie erhalten, diese wird das Gebiet betäuben, und Sie werden sich während des gesamten Verlaufs gut fühlen“ (Placebo-Effekt).

Die Frauen gaben an, dass sie weniger Schmerz empfunden hätten, nachdem der Arzt vor der Injektion aufmunternde Worte gesprochen hatte (Placebo-Effekt). Auf der Schmerzskala gaben die Frauen bei aufmunternden Worten die Schmerzstärke 3 und bei warnenden Worten die Schmerzstärke 5 an.[43]

Eine sehr interessante Studie wurde an 180 Knieschmerzpatienten durchgeführt, die an schwerer Osteoarthritis (entzündliche Kniegelenkserkrankung) litten. Ziel der Studie war es festzustellen, wie wirksam Arthroskopie am Kniegelenk ist (Arthroskopie = Kniegelenkspiegelung mit einem Spezialendoskop, dem Arthroskop – damit wird das Kniegelenk von innen betrachtet).

Man teilte die Patienten in drei Gruppen ein. Einer Gruppe wurde arthroskopisch das abgestorbene Gewebe abgeschliffen, der zweiten Gruppe arthroskopisch durch Waschungen das Kniegelenk gespült, um das geschädigte Gewebe zu entfernen (beides sind bei Osteoarthritis gängige Operationstechniken). Die dritte Gruppe erhielt eine Scheinoperation: Den Patienten wurde die Haut ein Zentimer eingeschnitten, der Operateur bat um alle Instrumente und manipulierte das Knie so, als ob er operieren würde, führte aber kein Arthroskop ein. Es wurde mit Salzwasserlösung geplantscht, um das Geräusch einer Kniespülung vorzutäuschen. Die Patienten waren so lange im Operationssaal, wie eine normale Operation dauern würde, und verbrachten nach der „Operation" eine Nacht im Krankenhaus.

Man beobachtete die Patienten zwei Jahre lang. Alle drei Gruppen erhielten dieselben Gehhilfen, ein Gymnastikprogramm und Schmerzmittel. Der Gebrauch von Schmerzmitteln nach der Operation wurde protokolliert und war während der zwei Kontrolljahre in allen drei Gruppen ähnlich. Bei der Auswertung nach zwei Jahren stellte man fest, dass die Ergebnisse der beiden Gruppen, die wirklich operiert worden waren, nicht besser waren als die der Scheinoperationsgruppe.[44]

Wie wir sehen, wirken Placebos oder Scheinoperationen wie „echt". Das ist darauf zurückzuführen, dass unser menschlicher Geist sich durch Worte, zum Beispiel des Pflegepersonals, den Beipacktexten oder durch das Aufklärungsgespräch vor der Studie beeinflussen lässt. Wenn wir erwarten, dass ein bestimmtes Medikament bei uns wirken soll, ist es möglich, dass es auch wirkt, wenn kein Inhaltsstoff enthalten ist. Das heißt, unser Gesundheitszustand wird durch unsere Gedanken beeinflusst.

Aber auch Aussagen anderer Menschen wirken sich auf die Genesung beziehungsweise Erkrankung aus. Viele Menschen sprechen, ohne über die Konsequenzen nachzudenken. Medizinisches Personal zum Beispiel.

Wenn Ihr Arzt sagt, Sie wurden sterben, Ihre Chancen wären schlecht, und Sie glauben das, kann Ihr Leben von einem Moment auf den anderen zerbrechen. Einfach weil Sie es glauben. Weil Sie Ihre Gedankenmuster und Ihre Glaubenssätze an die paar Worte Ihres Arztes hängen.

Möglicherweise hat Ihr Arzt Gründe dafür, warum er das sagt. Erfahrungswerte, Statistiken oder andere Patienten vor Ihnen, die an derselben Erkrankung litten. Wenn Sie glauben, was er sagt, haben Sie schon verloren. Ihr Arzt kennt nur Ihre Krankheit, aber er kennt Sie als Person nicht. Was für andere gilt, muss noch lange nicht für Sie gelten. Sie sind ein Unikat, ein Wunder Gottes, Ihre Krankheit ist anders als die anderer Personen, weil es „Ihre“ Krankheit ist.

Wenn Sie Kopfschmerzen haben und Ihre Nachbarin auch, sind die Schmerzen nicht gleich. Schmerz ist nicht gleich Schmerz. Es ist zwar richtig, dass man mit einer Schmerztablette viele verschiedene Schmerzarten lindern kann, aber dadurch wird die Ursache nicht bekämpft. Der Schmerz kommt irgendwann wieder – stärker, leichter oder gleich stark. Da jeder Mensch seine persönliche Krankheit hat, auch wenn sie dieselbe Bezeichnung wie das Leid anderer Menschen hat, ist doch jede Krankheit verschieden, weil alle Menschen verschieden sind. Jeder von uns hat andere Gedanken und Gefühle.

Wissen Sie, wie sich ein anderer Mensch fühlt oder was er denkt? Sie können es erahnen, aber wissen können Sie es nicht. Auch Ihr Arzt kann sich nicht in Ihren Kopf hineindenken, er weiß nicht, was Sie fühlen, wie es Ihnen geht und warum gerade Sie diese Symptome entwickeln. Er weiß nur, dass er vor Ihnen schon andere Menschen mit denselben Symptomen behandelt hat.

Ärzte sind vollgestopft mit medizinischem Wissen, das sie sich im Laufe ihrer Karriere angeeignet haben. Aber genau kann Ihnen niemand sagen, warum Sie gerade jetzt dieses Leiden bekommen haben, und warum gerade Sie und nicht Ihr Nachbar. Gut, ich räume ein, bei manchen Krankheiten kann man einen direkten Zusammenhang erkennen. Wenn in Ihrer Familie jemand an Grippe erkrankt ist, fiebernd und hustend im Bett liegt und am nächsten Tag die ganze Familie mit denselben Symptomen ans Bett gefesselt ist, kann man erkennen, wer oder was der Auslöser war. Die Frage stellt sich nur, warum das erste Familienmitglied überhaupt erkrankt ist.

Stellen Sie sich vor, Sie sitzen in der überfüllten Straßenbahn. Es ist kalt draußen, drinnen stickig, und alle sind verschnupft. Neben Ihnen niest ein kranker Zeitgenosse unappetitlich in sein Taschentuch. Danach bläst er mit Volldruck die Luft seiner mit Keimen besetzten Lungen durch die Nase, wischt ein paarmal an seiner Rotznase herum und steckt das nasse Tuch wieder in die Tasche. Sie rücken zwar angeekelt einige Zentimeter weiter weg, aufstehen möchten Sie aber nicht, weil es gerade gemütlich ist. Trotzdem erkranken Sie nicht. Aber möglicherweise fühlt sich der Mann, der neben Ihnen gestanden hat, am nächsten Tag schlapp.

Was ist der Unterschied zwischen Ihnen und den anderen Fahrgästen? Sie waren momentan im Gleichgewicht. Sie fühlten sich gut, Ihr Immunsystem war stark. Wenn ich mich in Menschenansammlungen befinde, vor allem in der kalten Winterzeit, stelle ich mich eingehüllt in weißes Licht vor, das meinen gesamten Körper umstrahlt. Ich beschließe in Gedanken, dass ich gesund bin und bleibe und mir die Keime der Umgebung nichts anhaben können. Ich denke: „Ich bin gesund", und bitte um Schutz gegen jegliche Krankheit. Vor allem dann, wenn jemand in meiner Nähe ziemlich arg mitgenommen aussieht. Ich werde praktisch nie krank.

Wenn jemand in Ihrer Umgebung an Grippe, Schnupfen oder Halsschmerzen erkrankt ist, denken Sie niemals angstvoll, dass Sie sicherlich auch bald erkranken würden. Damit ziehen Sie die Erkrankung an. Denken Sie, dass Sie gesund sind und es auch bleiben. Danken Sie für Ihre vollkommene körperliche und geistige Gesundheit. Zusätzlich können Sie sich auch noch für Ihr starkes Immunsystem bedanken. Sie werden sehen, Sie bleiben gesund. Wählen Sie die Option, gesund zu bleiben, oder, wenn Sie bereits erkrankt sind, gesund zu werden. Vor allem: Hängen Sie nicht zu sehr an den Worten Ihres Arztes. Er weiß nichts von Ihnen, sondern kennt nur Ihre Diagnose, Röntgenbilder und Blutwerte. Wenden Sie sich an die Matrix und Ihre Helfer und glauben Sie an Wunder. Durch Ihre Gedanken können Sie sich heilen. Es liegt an Ihnen und an Ihrer Überzeugung.

Ein sehr eindrucksvolles Beispiel, wie Patienten an den Worten Ihres behandelnden Arztes hängen und welche

Wertigkeit sie seinen Aussagen beimessen, beschreibt Dr. Bernhard Lown, ein US-Kardiologe. Er schildert das Beispiel einer Visite mit einem berühmten Herzspezialisten bei einer Frau von Anfang Vierzig, die seit ihrer Kindheit an einer verengten Trikuspidalklappe (Herzklappe) litt. Die Patientin verehrte den Professor sehr, dieser hatte aber an jenem Tag keine Zeit für sie und meinte lapidar zu dem Schwarm von Ärzten, die die Visite begleiteten, dass es sich hier um einen Fall von TS (der medizinische Jargon für Trikuspidalstenose – Verengung der Herzklappe) handelte. Und schon war er wieder aus dem Zimmer verschwunden. Die Patientin war verwirrt und murmelte: „Das ist das Ende." Dr. Lown beobachtete dies, und auf seine Fragen, was sie dächte, was TS sei, antwortete sie: „Terminale Situation." Auch durch Beschwichtigungsversuche war sie nicht mehr vom Gegenteil umzustimmen und verstarb noch am selben Tag an einem Lungenödem. (Die Erkrankung einer Trikuspidalstenose verläuft normalerweise langsam und ohne Wasseransammlung in der Lunge.)[45]

Das soll uns verdeutlichen, dass Ärzte auch nur Menschen sind und mehr auf ihre Aussagen achten und Patienten nicht alles glauben sollten, was das medizinische Personal daherplappert. Nehmen Sie nur die aufmunternden Worte an und nicht die Horrorgeschichten von anderen Patienten oder Aussagen vom Pflegepersonal oder der Ärzteschaft.

Googeln Sie nicht im Internet nach Ihrem Leiden und erwarten dann, dass dieses oder jenes Symptom eintritt. Lesen Sie nicht die Gebrauchsanweisungen Ihrer Medikamente, um als Bestätigung genau die beschriebenen Symptome zu entwickeln. Glauben Sie an Wunder und lassen Sie sich in den Mantel der göttlichen Liebe einhüllen.

Dr. Bernhard Lown hat hunderte von diesen taktlosen Worten notiert. Hier die gebräuchlichsten:

- „Sie leben mit geborgter Zeit."
- „Es geht rasch mit Ihnen bergab."
- „Ihr nächster Herzschlag könnte Ihr letzter sein."
- „Sie können jederzeit einen Herzschlag oder Schlimmeres erleiden."
- „Sie tragen eine Zeitbombe in Ihrer Brust."
- „Der Gedanke an Ihre Anatomie lässt mich erschauern."
- „Dieses eingeengte Blutgefäß ist ein Witwenmacher" (zur Frau des Patienten gesagt).[46]

☆☆☆

Vom Danken und der Dankbarkeit für die Gesundheit

Morgens habe ich es mir angewöhnt, nach dem Aufstehen zu danken – einfach für alles zu danken. Legen Sie das Buch kurz zur Seite und danken Sie für alles, was Ihnen einfällt.

Für wie viele Dinge haben Sie gedankt? Fünf, zehn? Ist es Ihnen schwergefallen, zu danken? Oder ist Ihnen nichts eingefallen, wofür Sie danken konnten? Möglicherweise nehmen Sie viele Dinge in Ihrem Leben als selbstverständlich hin. Aber es macht Spaß, zu danken. Probieren Sie es aus. Der erste Gedanke in der Früh sollte Dankbarkeit sein. Damit lenken Sie Ihre Gedanken zum Positiven. Es gibt so viel, wofür Sie danken können. Nichts auf der Welt sollte selbstverständlich sein.

Danke, dass ich gut geschlafen habe, danke für den gut riechenden Kaffee in der Küche, danke für die frischen Brötchen, danke, dass ich Geld habe, diese Brötchen zu kaufen, danke für die Menschen, die es ermöglicht haben, dass ich jetzt ein so leckeres Frühstück genießen kann, danke für die Sonne, die heute durchs Fenster scheint, danke für das herrliche Wasser, mit dem ich mich duschen darf, danke für die herrlichen Duftwässerchen und Cremes, mit denen ich meinen Körper pflegen darf, danke für meine Schönheit, danke für die flotte Kleidung, danke für mein Auto, das mich zur Arbeit bringt, danke, dass ich einen Job habe…

Durch das Danken stimmen Sie sich positiv. Es gibt Kraft und zeigt uns, was wir alles haben und so vieles als selbstverständlich ansehen. Auch wenn Sie denken, dass Sie für nichts zu danken haben, es gibt immer etwas.

Vielleicht verläuft in Ihrem Leben nicht alles so, wie Sie es sich vorgestellt haben, zum Beispiel, wenn sich Ihre Tochter gerade in der Pubertät befindet und mit muffigem Gesicht beim Küchentisch sitzt (danke, dass es sie gibt), wenn Ihr Auto wieder einmal nicht anspringt und zur Reparatur muss (danke, dass ich ein Auto habe), wenn das Dach repariert werden muss (danke, dass ich ein Dach über dem Kopf habe), wenn Sie unmutig zur Arbeit gehen (danke, dass ich einen Job habe)... und, nicht zu vergessen: Ihre Krankheit.

„Danke für meine Krankheit – jetzt benötige ich sie nicht mehr, ich habe daraus gelernt!" Vielleicht fragen Sie sich, was Sie aus Ihrer Krankheit lernen sollen? Nicht zufällig leidet der eine Mensch unter Kopfschmerzen, der andere unter ewigen Bauchschmerzen und Krämpfen. Der Ursprung ist unsere Lebensweise und unsere Gedanken. Als weiterführende Literatur über Symptome, Bedeutung und Deutung von Krankheiten empfehle ich Ihnen die Bücher von Rüdiger Dahlke, zum Beispiel. „Krankheit als Symbol".

Warum sollen Sie jetzt auch noch dankbar für Ihre Krankheit sein? Jede Krankheit hat für Sie einen ganz tiefen Sinn, schließlich ist es nicht meine Krankheit oder die des Nachbarn, sondern Ihre.

Ihre „selbstgezüchtete" Krankheit. Niemand erkrankt zufällig. Jedes Leiden ist auf ein Fehlverhalten, eine falsche Lebensweise oder falsche Gedanken zurückzuführen. Ihre Krankheit zeigt Ihnen, dass es so nicht weitergehen sollte. Dass Sie sich selbst schädigen und etwas in Ihrem Leben geändert werden muss. Wenn die rasenden Kopfschmerzen Sie ans Bett fesseln, Sie sich nicht einmal Ihre Zeit mit Lesen vertreiben können, weil Ihnen die Augen tränen und Sie im dunklen Raum verharren müssen, was sollen Sie daraus lernen? Dafür sollen Sie auch noch dankbar sein? Vielleicht leben Sie zu schnell und nehmen sich keine Zeit für sich? Ihr Körper streikt plötzlich und hält Sie mit „Gewalt“ (mit den Kopfschmerzen) im Bett fest, damit Sie sich und ihm einmal eine Ruhepause gönnen. Möglicherweise haben Sie sich mit vielen negativen, gehässigen Gedanken beschäftigt? Danken Sie Ihrer Krankheit, die Ihnen gezeigt hat, dass in Ihrem Leben etwas nicht stimmt, Sie falsch gelebt, Negatives durch Ihre Gedanken, Worte und Taten angezogen und Ihren Körper ausgepowert haben.

Sind Sie der Managertyp, der von morgens bis abends arbeitet, sich auch in der Mittagspause nicht von seinem Blackberry trennen kann und unermüdlich in die Tasten hackt? Haben Sie vergessen, dass Sie auch eine Familie und Freunde haben, Ihre Frau bereits mit Trennung droht (genau das können Sie gerade jetzt nicht gebrauchen, wo Sie doch vor dem Geschäftsabschluss Ihres Lebens stehen!)? Sie verstehen nicht, dass es außer Arbeit auch noch Vergnügen gibt und wundern sich, wenn Sie plötzlich in einem kalten, sterilen Krankenbett aufwachen, um Sie blinken und piepen Überwachungsmaschinen, und eine Krankenschwester wuselt eifrig um Ihr Krankenbett herum. Von Ihrem Herzinfarkt haben Sie nichts mitbekommen. Sie wissen gar nicht, was los ist. Außerdem erinnern Sie sich, dass Sie ja keine Zeit haben, morgen ist der Geschäftsabschluss. Sie fragen sich, warum gerade Sie und gerade jetzt. Wo Sie dafür jetzt gar keine Zeit haben.

An diesem Beispiel sieht man, dass Menschen, die zu viel arbeiten und ihr gesamtes Leben auf die Arbeit ausrichten und ihrem Körper keine Gelegenheit geben, sich zu entspannen, plötzlich von einer Krankheit „niedergestreckt“ werden. Genau dann, wenn es sehr unpassend ist und nicht erwartet wird. Die Gedanken vieler Menschen sind von Macht, Gier, Wut, Stress, Neid, Eifersucht oder negativem Konkurrenzdenken durchdrungen. Und dann wundern sie sich, warum sie „plötzlich“ von einer Krankheit heimgesucht werden.

Vielleicht sind Sie die eifrige Sekretärin, die von sich selbst behauptet, dass sie alles perfekt macht? Dass Sie alles am besten können und jedem Ihre Arbeitsmethode aufdrängen möchten? Sie verstehen überhaupt nicht, warum alle anderen so kompliziert arbeiten, wo Sie doch die ideale Lösung für alle Probleme parat haben – und sich mit dieser Vorgehensweise nicht gerade beliebt bei Ihren Kollegen machen. Es schmerzt Sie, dass die anderen Mitarbeiter Ihnen mit Ablehnung entgegenkommen und hinter Ihnen tuscheln.

Obwohl Sie am besten und meisten arbeiten, wird einer anderen Kollegin der neue Posten zugesprochen? Sie kommen als Erste zur Arbeit und arbeiten noch, nachdem alle anderen bereits nach Hause gegangen sind? Sie setzen sich niemals mit den Kicherweibern an einen Tisch, denn diese betrachten Sie als dumm und unreif. Lange haben Sie nicht mehr gelacht. Sie nehmen das Leben ernst und sind sehr streng zu sich selbst (und zu anderen). Morgens schwingen Sie sich voller Elan aus dem Bett und brechen zusammen. Es ist, als hätte Ihnen ein Esel ins Kreuz getreten. Sie krabbeln auf dem Boden, krümmen sich vor Schmerzen und können nicht aufstehen. Auf allen Vieren kriechen Sie zum Telefon und rufen die Rettung. Aus heiterem Himmel erleiden Sie einen Bandscheibenvorfall. Im Volksmund sagt man: „Das Kreuz kann Sie nicht mehr tragen!“ Schon einmal überlegt, dass Sie zu hart zu sich selbst sind und sich zu viel Arbeit aufbürden, dass Sie durch Ihr jetziges Leben, das Sie sich ausgesucht haben, verbittert geworden sind? Sie erlauben sich keine positiven, schönen, entspannenden Gedanken, sondern sehen immer nur Feinde und „Unfähige“ um sich.

Möglicherweise sind Sie eine liebende Mutter und haben zwei süße Babys. Sie opfern sich für alle Mitmenschen auf, wollen es allen recht machen und geben immer nach. Alle anderen Menschen sind wichtiger als Sie. Immer stecken Sie zurück, Ihre Gefühle und Bedürfnisse sind schließlich nicht relevant. Täglich kochen und putzen Sie, sind für Ihren Mann da und lesen ihm alle Wünsche von den Augen ab. Sie hegen und pflegen Ihre Kinder und schenken Ihre volle Aufmerksamkeit Ihrer Familie und allen, die es wünschen. Sie selbst fühlen sich als unwichtig. Sie denken über sich, dass Sie ein Nichts sind, es nicht wert sind, beachtet zu werden. Ihre Familie und alle anderen gehen Ihnen über alles. Und eines Tages entdecken Sie einen Knoten in der Brust, und Ihnen wird die Diagnose Brustkrebs gestellt.

Unser Körper drückt seinen Unmut durch eine Erkrankung aus. Eine Krankheit sagt Ihnen, dass Sie falsch denken und fühlen und in Ihrem jetzigen Leben etwas nicht stimmt. Es soll ein Warnsignal für Sie sein und Ihnen helfen, rechtzeitig umzukehren. Die Erkrankung zeigt Ihnen, dass Sie Ihr Leben vergeuden, nicht nett zu sich und Ihren Mitmenschen sind. Sie gibt Ihnen die Gelegenheit, Ihr bisheriges Leben zu ändern, umzukehren, es anders zu machen. Denn so, wie es bis jetzt ist, ist es nicht richtig. Sie denken nicht das Richtige, sonst wären Sie nicht erkrankt. Vielleicht machen Sie sich ständig Selbstvorwürfe, lieben sich zu wenig, suhlen sich in Selbstmitleid, sind krank vor Eifersucht, platzen vor Neid, arbeiten Tag für Tag zu viel, denken niemals an sich oder nur an sich oder lasten sich zu viel Stress auf, ohne abzuschalten. Nun haben Sie die Chance für ein neues Leben. Jede Krankheit ist heilbar, jede, auch Krebs! Für das Universum gibt es keine unheilbaren Krankheiten.

Ganz wichtig für Ihre Genesung ist, dass Sie sich glücklich fühlen. Sie wissen bereits, dass Sie sich selbst Ihre Gefühle erschaffen, also können Sie sich auch das Gefühl des Glücks erschaffen. Ihre Genesung geht viel schneller vonstatten, wenn Sie gute Gefühle haben, anstatt sich in Selbstmitleid und negativem Denken zu üben. Momentan befinden Sie sich vielleicht in einer schwierigen Lage, Ihre

Krankheit macht Ihnen Sorgen, und Sie sehen nichts außer Ihren Problemen. Die ewige negative Gedankenspirale hilft Ihnen nicht weiter, deswegen werden Ihre Probleme auch nicht kleiner. Im Gegenteil, Sie können durch Aufbauschen noch größer und belastender für Sie werden.

Morgens, wenn Sie aufstehen, müssen Sie in das Glück eintauchen. Sie müssen alles tun, um sich gute Gefühle zu erzeugen. Deswegen werden Ihre Probleme nicht kleiner, aber auch nicht größer. In Ihrer jetzigen Situation ist es sehr wichtig, dass Sie sich in einem guten, glücklichen Gefühlszustand befinden. Nichts ist schlimmer, als bereits morgens mit depressivem und grantigem Gesicht beim Frühstück zu sitzen, wütend auf den Partner zu sein und seine Kinder anzuschreien. Für Ihre Genesung benötigen Sie gute, glückliche Gefühle. Je besser Sie sich fühlen und je mehr Glücksgefühle Sie empfinden, desto besser wird Ihr Tag. Mit Optimismus sollten Sie sich in den Tag schwingen und sich gut fühlen. Umso leichter wird es für Sie sein, positiv zu denken und Ihre Krankheit zu überwinden.

Stellen Sie sich vor, Sie wachen morgens auf und denken nicht als Erstes an Ihre Krankheit, sondern an etwas Schönes, das Sie richtig glücklich macht. Was wäre das für Sie? Malen Sie sich gedanklich eine wunderschöne Situation aus, die sich richtig gut für Sie anfühlt. Sie müssen die Lebensfreude förmlich fühlen. Es soll etwas sein, das Sie beschwingt für den Tag macht. Springen Sie fröhlich aus dem Bett, hüpfen, tanzen, singen oder pfeifen Sie. Tun Sie alles, um sich herrlich zu fühlen. Erlauben Sie es sich, Sie haben es verdient.

Was kann Ihnen dabei helfen, morgens bereits ein gutes Lebensgefühl zu erzeugen? Vielleicht ist es das sündhaft teure Duschgel, das Sie sich nur zu besonderen Gelegenheiten gönnen, oder das Luxusparfum, mit dem Sie sich wie ein Held fühlen? Gönnen Sie sich die Freude, sich richtig gut zu fühlen. Ziehen Sie schicke Kleidung an, auch wenn Sie nur zum Bäcker joggen, kaufen Sie sich einen Cremekrapfen, wenn er Ihnen hilft, den Tag genießerisch und mit Freude zu beginnen (nicht an die vielen Kalorien denken!), packen Sie sich auch gleich für den Mittagssnack einen leckeren Schokoriegel ein.

Ziehen Sie verführerische Seidenunterwäsche an, auch wenn Sie nur mal schnell einkaufen gehen, kaufen Sie sich einen Riesenstrauß Blumen und stellen Sie ihn so hin, dass er immer in Ihrem Blickfeld ist, platzieren Sie Bilder vom letzten Urlaub an einen Ort, an dem Sie immer vorbeigehen, rufen Sie einen Freund/eine Freundin an und planen Sie gemeinsam einen Kinobesuch, oder organisieren Sie einen kurzen Shoppingausflug in der Mittagspause (natürlich gönnen Sie sich dabei etwas, das bei Ihnen Glücksgefühle hervorruft).

Legen Sie Ihren Abendschmuck oder Ihre teure goldene Armbanduhr an, wenn das Ihnen hilft, sich richtig gut zu fühlen. Heben Sie sich nicht Gegenstände für besondere Gelegenheiten auf oder für den Zeitpunkt, wenn Sie mal richtig feierlich ausgehen. Wie oft gehen Sie denn in die Oper, in der Sie die tolle Perlenkette/Golduhr anlegen und das Luxusparfum auftragen?

Jeden Tag sollen Sie sich wunderbar fühlen. Stimmen Sie sich positiv, genießen Sie die Lebensfreude, und bald werden Sie bemerken, dass Ihre Stimmung sich bessert. Je besser Sie sich fühlen, desto günstiger ist das für Ihre Genesung. Schreien Sie in Gedanken (oder auch laut): „Ich liebe dich, Leben!“ Strecken Sie dabei die Arme in die Höhe, atmen Sie tief ein und umarmen Sie das Leben und das Glück. Fühlen Sie die Kraft der Liebe und der Freude in Ihrem Herzchakra. Stellen Sie sich vor, wie Ihr gesamter Körper vor Glück und Freude von innen heraus leuchtet. Ihnen kann heute nichts mehr passieren. Sie sind vollgetankt mit Energie und Glück. Schieben Sie Ihre Probleme weit nach hinten, die helfen Ihnen nicht weiter. Beschließen Sie, dass Sie sich heute wunderbar fühlen und mit Lebensfreude in den Tag gehen. Schwelgen Sie in Lebenslust. Fangen Sie an, sich gute Gefühle zu erschaffen – am besten jetzt! Beschließen Sie, dass Sie von nun an ein unverbesserlicher Optimist sind.

Halten Sie es wie Don Bosco:

„Fröhlich sein, Gutes tun und die Spatzen pfeifen lassen.“[47]

Während des Tages werden Sie immer wieder in Situationen kommen, die bei Ihnen ein „schlechtes“ Gefühl hervorrufen, die Sie Negatives denken lassen oder Sie „runterziehen“ wollen. Wenn Sie das bemerken, schalten Sie sofort auf „gute Gefühle und Gedanken“ um. Legen Sie sich ein Konzept zurecht, um sich gut zu fühlen. Lassen Sie sich nicht von negativen Gedanken und schlechten Gefühlen den Tag vermiesen. Je glücklicher Sie sich fühlen, je schönere Gedanken und Gefühle Sie haben, desto schneller werden Sie gesund. Ihr Leben wird sich verändern. Herrlich!

Um Ihr Lebensgefühl noch zu verstärken, können Sie sagen: „Ich liebe dieses Duschgel", „ich liebe dieses Parfum", „ich liebe diese Kleidung". Mit etwas Übung können Sie sich rasch ein wunderbares Glücksgefühl erschaffen. Danken Sie mehrmals täglich und zählen Sie die Dinge auf, die Sie lieben, zum Beispiel: „Ich liebe diesen Cappuccino mit Schlag", „ich liebe die Schokoladentorte", „ich liebe es, die Tratschzeitung zu lesen", „ich liebe es, im Kaffeehaus zu sitzen", „ich liebe es, mich mit meinen Bekannten zu unterhalten", „ich liebe es, mir etwas Schönes zu kaufen, „ich liebe es, im Wald spazieren zu gehen", „ich liebe es, meine Freunde zu treffen"…

Verstärken Sie Ihr Glücksgefühl, indem Sie „Ich liebe…" sagen und danken Sie dafür. Egal, wie negativ Ihr Leben momentan ist, es gibt immer etwas, wofür Sie danken können. Durch das Danken und die Lebensfreude wandeln Sie mental das Negative ins Positive. Ihr Leben wird sich so verändern, wie Sie es sich momentan noch nicht vorstellen können.

☆☆☆

Leben Sie im Hier und Jetzt

Leben Sie in der Gegenwart. Alles, was man Ihnen angetan hat, was Sie schmerzt, all die Wut, der Ärger, die Kränkungen, Erniedrigungen und Schmerzen gehören der Vergangenheit an. Das war gestern. Gestern haben Sie sich geärgert, wurden gekränkt, waren erbost oder traurig. Das war bereits gestern, aber Sie leben im Heute. Sie leben im Jetzt. Unterlassen Sie es, immer wieder die „alten" Verletzungen, die Sie nicht vergessen können, hervorzukramen und geistig wieder zu erleben. Erzählen Sie diese nicht anderen Menschen und spulen dabei wieder die negative, verletzende Situation aus Ihrem Unterbewusstsein ab. Das bringt Sie kein Stück weiter. Das haben Sie sicherlich bereits bemerkt.

Die Verletzungen, die Ihnen sehr wehgetan und sich in Ihr Unterbewusstsein eingebrannt haben, waren gestern. Gestern ist vorbei, morgen ist noch nicht gekommen. Sie leben im Jetzt, im Hier und Jetzt. Seien Sie sich bewusst, dass Sie momentan leben. Was tun Sie gerade? Gut, Sie lesen. Tun Sie noch etwas? Stecken Sie Ihre Füße gerade in erfrischendes, kühles Wasser oder genießen Sie die Lektüre entspannt in der Badewanne? Schlürfen Sie einen leckeren Kaffee oder einen wärmenden Sherry? Schielen Sie alle paar Minuten ungeduldig auf die Uhr, weil Sie Besuch erwarten? Hören Sie Ihren streitenden Kindern zu und sind versucht, jederzeit wütend ins Kinderzimmer hineinzuplatzen? Starren Sie auf Ihren Blackberry und warten darauf, dass das rote Licht gleich leuchtet?

Seien Sie sich im Klaren, dass Sie genau jetzt leben. Der Atemzug, den Sie gerade ausgeatmet haben, ist bereits wieder weg und kann nicht eingeholt werden. Die Zeit kann nicht zurückgespult werden. Was Ihnen gestern, vorige Woche, vor einem Jahr, vor Jahrzehnten gesagt beziehungsweise angetan wurde, ist vorbei. Es sollte durch Ihre Gedanken nicht mehr herbeigeholt werden. Sie müssen es endlich ablegen. Schleppen Sie diese Altlasten nicht Ihr gesamtes Leben mit sich herum. Weg damit! Verbannen Sie alle kränkenden Gefühle und Gedanken aus Ihrem Leben. Beschließen Sie, dass Sie sie nicht mehr benötigen. Leben Sie bewusst im Heute und seien Sie sich Ihres Körpers, Ihrer Taten und Gedanken bewusst. Genießen Sie Ihr Leben und verschieben Sie die Dinge nicht auf später. Sagen Sie nicht, das mache ich, wenn die Kinder groß sind oder wenn ich in Pension bin, wenn ich einmal genug Geld habe, wenn ich eine neue Arbeitsstelle habe, wenn ich aus dieser Beziehung raus bin. Leben Sie Ihr Leben jetzt. Jetzt ist genau der richtige Zeitpunkt, sonst geht es Ihnen wie dem alten Mann, der am Sterbebett sagte:

„Wenn ich noch einmal zu leben hätte, dann würde ich vieles anders machen; ich würde wunderbare Reisen in ferne Ländern machen, ich würde verrückter leben und mir nicht immer Gedanken darüber machen, was wohl die anderen von mir denken, ich würde freier leben und nicht immer perfekt sein wollen, ich würde mehr fettes Fleisch und viel Brot essen, ohne auf meine Linie zu achten, ich würde mitten auf der Straße tanzen und schreien, wenn mir danach wäre, ich würde mit meiner Frau ganze Nächte auf

Tanzveranstaltungen gehen, ausgelassen Walzer tanzen und Sekt trinken, ich würde über Blumenwiesen laufen und Mohnblumen einsammeln, ich würde mir für meine Familie mehr Zeit nehmen und mit meinen Enkelkindern Radfahren oder Purzelbäume schlagen, ich würde allen Menschen, die ich liebe, dies auch sagen. All das würde ich tun, wenn ich noch einmal leben könnte, aber ich kann es nicht.“

Es gibt so viele wunderbare Dinge in Ihrem Leben, so vieles zu tun und zu sehen. Wenn Ängste, Sorgen, Kummer, Ärger oder Wut sich ankündigen, dann fragen Sie sich, wie es Ihnen jetzt geht und wie Sie Ihre unruhigen Gedanken und schlechten Gefühle ändern können. Tun Sie alles, um sich auf andere Gedanken zu bringen und sich gut zu fühlen. Denken Sie an etwas, das Spaß macht. An ein schönes, lebenswertes Leben.

„Wenn du die Art änderst, wie du die Dinge betrachtest, werden sich die Dinge, die du betrachtest, ändern.“

(Taoistische Weisheit)

Ihr Leben kann herrlich sein, voll mit Glück und Freude, alles ist eine Frage der inneren Einstellung.

Ein Mann kam zu einem alten Rabbi und klagte:

„Rabbi, mein Leben ist nicht mehr erträglich. Wir wohnen zu sechst in einem einzigen Raum. Was soll ich nur machen?“

Daraufhin der Rabbi: „Nimm deinen Ziegenbock mit in den Raum zu euch sechs.“

Der Mann glaubte, sich verhört zu haben. „Den Ziegenbock mit in den Raum?“

„Tue, was ich dir gesagt habe“, entgegnete der Rabbi, „und komm nach einer Woche wieder.“

Nach einer Woche kam der Mann wieder, total am Ende. „Wir können es nicht mehr aushalten, der Bock stinkt fürchterlich!“

Der Rabbi antwortete: „Geh nach Hause und stell den Bock wieder in den Stall. Dann komm in einer Woche wieder.“

Die Woche verging. Als der Mann zurückkam, strahlte er über das ganze Gesicht:

„Das Leben ist herrlich, Rabbi. Wir genießen jede Minute. Kein Ziegenbock – nur wir sechs.“

(Autor unbekannt)

☆☆☆

Nichts ist unheilbar

Wichtig für Ihre Heilung ist, dass Sie nicht an Ihre Krankheit denken, nicht mit anderen darüber sprechen und sich nicht bemitleiden lassen oder selbst bemitleiden. Damit halten Sie Ihre Symptome und Ihre Krankheit fest. Ihr Unterbewusstsein muss von der Programmierung: „Ich bin krank", „ich habe Schmerzen" auf „Ich bin gesund" umgepolt werden. Von nun an sollten Sie nicht an den Schmerz denken. Bisher haben Sie sich immer auf den Schmerz oder die schmerzende Stelle konzentriert, diese massiert oder sich selbst bemitleidet, weil Sie schon wieder Schmerzen erleiden müssen.

Nehmen wir einmal an, Sie leiden seit Jahren unter Migräneattacken. In der migränelosen Zeit haben Sie bereits Angst vor einem weiteren Anfall. Das ist verständlich und einleuchtend für jedermann. Abends zünden Sie im stillen Kämmerlein eine Kerze an – natürlich eine Aromakerze, wegen der Stimmungshebung – und sprechen Ihr Abendgebet: „Lieber Herrgott, du weißt doch, ich habe immer diese grässlichen Kopfschmerzen, die mich tagelang außer Gefecht setzen, ich kann nicht klar denken und auch nicht arbeiten gehen. Bitte mach, dass die Schmerzen aufhören."

Wie viele Jahre lang bitten Sie bereits Gott, dass diese Schmerzen verschwinden? Denken Sie nicht an Ihre Kopfschmerzen, erwähnen Sie sie nicht in Ihren Gebeten und bitten Sie nicht, dass sie verschwinden sollen. Wenn Sie an Ihre Kopfschmerzen denken, konzentrieren Sie sich wieder genau auf den Schmerz, den Sie nicht haben wollen.

Warum hilft es uns nicht, wenn wir um Linderung unserer Schmerzen bitten? Weil diese Bitte einen Mangel darstellt (Mangel an Gesundheit), also Krankheit und Schmerz. Sie möchten zwar den Schmerz loswerden, konzentrieren sich aber voll darauf und erwähnen ihn immer wieder. Was hat das zur Folge? Der Mangel (also der Kopfschmerz) tritt wieder auf. Warum schickt Ihnen Gott einen Schmerz? Nicht er schickt Ihnen den Schmerz, sondern er „gewährt" Ihnen Ihre Bitte, und diese Bitte handelt von einem Mangel (dem Schmerz). Also bekommen Sie, was Sie erbitten. Klingt das logisch?

Was würde geschehen, wenn Sie um das Gegenteil von Mangel bitten, also um Fülle? Das könnte so aussehen: „Lieber Gott, danke für den gesunden Körper und den gesunden, freien Kopf." Klar, luftig, leicht schwebend auf Ihrem Nacken stellen Sie sich Ihren Kopf vor, frei von jeglichen Schmerzen und zu klaren Gedanken fähig. Sie fühlen sich frisch und lebenslustig. Nirgends kommt das Wort oder der Gedanke von Schmerz vor. Sie stellen sich einen klaren Kopf vor und danken für den gesunden Kopf und den gesunden Körper. Was resultiert daraus? Die Kopfschmerzen verschwinden. Denn Sie denken nicht an Schmerz und Krankheit, sondern an Gesundheit.

Selten denken die Menschen: „Mach meinen Körper gesund", sondern Sie denken, „mach die Krankheit und den Schmerz weg." Leider denken die meisten immer an das, was sie nicht möchten (ich will keinen Kopfschmerz), als an das, was sie sich wünschen (Gesundheit).

Wie fühlt es sich an, wenn Sie den Satz hören: „Bitte,

lieber Gott, mach meinen Kopfschmerz weg." Was denken und fühlen Sie dabei? Vielleicht fällt Ihnen dabei ein, wie grässlich ein Kopfschmerz sein kann – und wenn er auch nur von zu viel Alkoholgenuss kommt.

Wie fühlt sich dieser Satz für Sie an: „Danke für meinen vollkommen gesunden Kopf. Danke für meine vollkommene körperliche, geistige und seelische Gesundheit!" Sie danken bereits im voraus für die Gesundheit, die sich einstellen wird, und fühlen sich gesund. Dadurch überzeugen Sie Ihr Unterbewusstsein, dass Ihr Körper gesund ist, denn dieses nimmt an, was Sie ihm eingeben. Wenn Sie für vollkommene Gesundheit danken, nimmt das Unterbewusstsein an, dass der Körper gesund ist. Das fühlt sich gut an, oder? Frei und ohne Schmerzen, gesund und lebensmunter.

Danke! Das ist der Schlüssel. Bei welchem Gebet fühlen Sie sich besser? Beim ersten fühlen Sie einen Mangel, beim zweiten Fülle.

Also danken Sie für die Gesundheit! Vielleicht fragen Sie sich, wie Sie für etwas dankbar sein sollen, wenn Sie überhaupt nicht wissen, dass oder ob es funktioniert? Dies nennt man GLAUBE.

Wenn Sie wüssten, dass Ihr Dankesgebet hundertprozentig funktioniert, würden Sie es dann beten? Niemand kann für Sie glauben, das müssen Sie schon selbst machen. Nur weil noch niemand Gott bewiesen hat, heißt das nicht, dass er nicht existiert. Deswegen nennt man es ja auch Glaube und nicht Gewissheit. Sie müssen darauf vertrauen, dass Gott existiert und sich für Sie einsetzt.

Sie danken Ihm sozusagen im voraus, dass er Ihnen die Gesundheit wiedergibt, und als Folge darauf werden Sie gesund. Klingt doch einfach. Sie meinen, das klingt viel zu einfach – und deswegen kann es nicht sein? Es liegt an Ihrer Angst, an dem Negativen, das Sie immer wieder runterzieht und zurückhält. Es ist das Böse, das in Ihrem Kopf dagegenstachelt und sagt: „Sei nicht so naiv, warum sollte Gott dich heilen? Sei nicht so kleingläubig. Gott hat doch anderes zu tun. Wieso sollte er sich für dich einsetzen? Wo es doch so viele Menschen auf dieser Welt gibt. Und so viele sind krank. Wie sollte er denn Zeit für jeden Einzelnen haben?“

Solche oder ähnliche Gedanken sind Ihnen sicherlich beim Lesen dieser Zeilen gekommen. Woher kommt diese Angst? Von Ihren eigenen Gedanken. Oder denken Sie, dass Ihnen jemand diese Angst einflüstert? Nein, Sie machen sich diese Angst selbst. Sie haben Angst davor, dass nichts passiert (Sie vertrauen und glauben nicht). Sie haben Angst, dass Sie krank bleiben oder sogar sterben. Wenn Sie die Angst am Schopf packt, vertreiben Sie sie schnell. Wenn angstvolle, scheußliche Gedanken auftreten, die Sie peinigen, Sie zum Weinen bringen und Ihnen schwarz vor Augen wird, Sie sich am liebsten in eine Ecke verkriechen möchten, um alleine zu sein, dann seien Sie sich bewusst, dass diese Angst von Ihnen kommt. Sie können diese Angst vertreiben, indem Sie an etwas anderes denken, an etwas Schönes. Denken Sie an einen heilen, sportlichen, gesunden Körper. Besiegen Sie die Angst und dabei sich selbst.

Vielleicht haben Sie sich körperlich durch Ihre Erkrankung verändert. Möglicherweise sind Sie dünner geworden, Ihr Körper ist schlaffer, Sie haben Ihr Strahlen verloren. Suchen Sie ein Foto von früher. Stecken Sie dieses Foto an einen Ort, an dem Sie Ihr Bild von damals so oft wie möglich sehen können. Schauen Sie das Bild an und grüßen Sie es freundlich. „Hallo, gut siehst du heute aus. Schön, dass du wieder gesund bist.“

Es ist unwichtig, was andere über Ihre Krankheit sagen, welche Meinungen sie haben oder welche Prognosen Ihnen gestellt wurden. Glauben Sie felsenfest an Ihre Genesung und danken Sie dafür. Wenn jemand das Gegenteil behauptet, sagen Sie zu Ihm: „Ich bin bereits auf dem Weg der Besserung, mir geht es gut.“ Und das glauben Sie auch.

Wenn der Nachbar Sie fragt: „Wie geht es Ihnen?“, dann antworten Sie mit: „Danke, gut!“ Das ist ein typisches Beispiel. „Danke, gut!“ Mehr will der andere gar nicht wissen. Es ist eine Floskel, mehr nicht. Antworten Sie mit: „Danke, mir geht es sehr gut!“ und strahlen Sie dabei (Sie wissen, dass Sie bereits auf dem Weg der Besserung sind). Haben Sie dabei ein Lächeln auf den Lippen. Ihr Gegenüber lächelt Sie auch an und freut sich. (Sie fühlen sich gut, haben sich selbst überlistet, und den anderen auch: Es geht ihn nichts an).

„Hallo, wie geht es Ihnen heute?“ Sie antworten: „Mir geht es schlecht, heute fühle ich mich wieder ganz mies, ich fühle mich hundeelend.“ Und dabei lassen Sie den Kopf sinken. Ihr Gegenüber fühlt sich unwohl, weil er/sie Sie angesprochen hat. Möglicherweise wusste er gar nichts von Ihrer Krankheit und sucht das nächste Mauseloch, in das er verschwinden kann, und sieht suchend umher. Jetzt müssen Sie mit der Wahrheit herausrücken. Sie erzählen ihm alles bis ins kleinste Detail. Damit durchleben Sie alle Ihre Schmerzen und negativen Gefühle erneut. Es wühlt Sie total auf.

Versuchen Sie nicht, Mitleid von anderen Zeitgenossen zu erhaschen, dadurch fühlen Sie sich noch schlechter als vorher. Indem Sie Ihre Leiden detailgetreu wiedergeben, wird Ihr Schmerz nicht verschwinden, sondern nochmals ins Gedächtnis gerufen. Im Unterbewusstsein wird der Schmerz durch das Wiederholen und Beschreiben Ihrer Krankheit bestätigt. Genau das möchten Sie nicht. Sollte Ihnen jemand von seiner Krankheit erzählen wollen, wechseln Sie schnell das Thema. Es erinnert Sie wieder an Ihre eigenen Schmerzen, und außerdem tun Sie Ihrem Gegenüber nichts Gutes, denn sein eigenes Leiden wird dadurch verstärkt.

Auch auf die vermeintlich guten Ratschläge anderer können Sie verzichten. Viele Leute reden Stuss, wenn der Tag lang ist. Sie kennen das, Sie fühlen sich gut, und dann kommt irgendein lieber Zeitgenosse vorbei, der genau dieselbe Krankheit hatte oder jemanden kennt, der dasselbe Leiden wie Sie durchmachen musste. Dann haben Sie bereits verloren. Sie lassen sich verunsichern, danach fühlen Sie sich elend, es ist Ihnen zum Heulen zumute. Ihr Gegenüber meint es oft nicht böse, die Menschen reden zu viel und denken nicht darüber nach, was sie anderen Personen mit dem Unsinn, den sie verzapfen, antun. Deshalb: Sprechen Sie nicht über Ihre Krankheit. Wann immer Sie gefragt werden, antworten Sie mit: „Danke, lieber Nachbar, heute geht es mir besonders gut. Danke der Nachfrage." Dabei lächeln Sie. Lächeln Sie und fühlen Sie sich gut.

Sehr wichtig ist es, dass Sie Ihre Gesundheit annehmen können. Dass Sie aus vollem Herzen sagen: „Ja, ich will wieder gesund werden, ich will die Heilung für meinen Körper." Fühlen Sie dabei in Ihr Herz, öffnen Sie es, fühlen Sie die Liebe einströmen und nehmen Sie die Heilung an. Fühlen Sie die Kraft der Liebe und der Heilung und danken Sie Gott für die vollkommene Heilung Ihres Körpers.

Tun Sie alles, um sich gesund und glücklich zu fühlen. Entscheidend für Ihre Genesung ist es, dass Sie **jetzt bereits Gesundheit fühlen,** auch wenn Sie momentan krank und schwach sind.

Versetzen Sie sich in einen Zustand, als **ob Sie bereits geheilt wären,** und fühlen Sie Ihren Körper als gesund. Verändern Sie Ihr Körpergefühl von „Ich bin schwach und krank" auf „Ich strotze vor Gesundheit." Fühlen Sie das auch so. Stellen Sie sich Ihren Körper als vollkommen gesund vor, sprechen Sie nie mehr von Ihrer Krankheit, sondern nur von Ihrer Gesundheit. Fühlen Sie sich gesund. Erlauben Sie sich alles, was Ihnen für Ihren Heilungsprozess helfen kann. Versetzen Sie sich mental in einen Zustand, in dem Sie Ihre Gesundheit und Heilung fühlen können. Beschäftigen Sie sich mit schönen Dingen und nicht mit Ihrer Krankheit und Ihren Sorgen. Lesen Sie

Magazine, in denen es um Gesundheit und Wohlbefinden geht, kleben Sie sich ein Poster auf die Wand, auf dem Sie lachende, lebensfrohe Menschen sehen, und fühlen Sie deren Lebenslust und Freude am Leben. Mir gefallen am besten Bilder von weißen Stränden, die mir ein Gefühl von Freiheit und Lebensmut geben – oder wie wäre es, Musik mit Meeresrauschen zu hören? Bei jedem Anschlag der Wellen übergeben Sie Ihre Sorgen und Ihre Krankheit dem Wasser, es soll Ihre Probleme einfach wegspülen. Gehen Sie spazieren, atmen Sie die Kraft der Natur und danken Sie Gott bei jedem Schritt, dass Sie wieder gesund sind.

Sagen Sie: „Danke für meine vollkommene körperliche, geistige und seelische Heilung. Danke, Gott!“ Und fühlen Sie es auch so.

Ein Visionär, der im 20. Jahrhundert auf Barbados lebte und unter dem Namen Neville bekannt wurde, hielt ab 1930 Vorträge über die menschliche Vorstellungskraft und was diese bewirken kann (Neugeist-Bewegung). Die Bibel diente ihm als Beispiel, und anhand von Bibelgeschichten erklärte er, was diese im übertragenen Sinn bedeuten können. Er betonte immer, dass die Geschichten der Bibel nicht wörtlich zu verstehen seien, sondern immer eine symbolische Darstellung einer Weisheit bedeuten. Von seinen Schülern verlangte er keinen blinden Gehorsam und Glauben, sondern er forderte sie dazu auf, seine Behauptungen zu widerlegen, denn erst durch das eigene Anwenden würde man die Wahrheit erkennen. Er war davon überzeugt, dass man durch kraftvolles Denken die irdischen Verhältnisse nachhaltig ändern kann, da die materielle (irdische) Existenzebene aus geistigen Quellen gespeist wird. Eine Veränderung der geistigen Ursachen zieht demnach zwangsläufig eine gleichartige Veränderung der irdischen „Tatsachen“ nach sich. Positive Ursachen bedingen positive Wirkungen, negative Impulse zeitigen negative Umstände. Durch eine grundsätzliche Änderung des Denkens und Glaubens ändern sich zwangsläufig auch die Lebensverhältnisse. Der Mensch ist demnach, was er denkt und glaubt. Ein Wandel im Denken und Glauben bewirkt somit einen Wandel der äußeren Umstände. Neville war auch überzeugt von der schöpferischen Kraft des Menschen (Gottgleichheit), die zur Überwindung allen Übels, von Krankheiten, Armut und Missständen befähigen soll.

In seinem Buch „The Power of Awareness” schreibt er eindrucksvolle Geschichten über Menschen, die durch Vorstellungskraft ihr Leben veränderten oder Ereignisse in ihr Leben zogen.

Besonders gefesselt hat mich der bemerkenswerte Bericht eines 28-jährigen, schwer herzkranken Mannes. Die Ärzte hatten den Patienten bereits aufgegeben, und sein Körper war bis aufs Skelett abgemagert. Sprechen und Atmen bereiteten ihm große Schwierigkeiten. Als Neville zu dem Kranken gerufen wurde, sagte er zu ihm: „Für jedes beliebige Problem gibt es nur eine Lösung, und das ist die Änderung der inneren Einstellung.” Neville beschrieb dem Kranken das Gesetz des Bewusstseins (die innere Einstellung) und meinte, der einzige Weg, seinen jetzigen Zustand zu ändern, sei, sein Bewusstsein zu ändern. Neville schlug ihm vor, sich bereits jetzt als gesund zu fühlen. Er gab dem Mann den Rat, sein Denken umzulenken. Neville: „Ich schlug ihm vor, sich den Gesichtsausdruck des Arztes vorzustellen, der von seiner unglaublichen Genesung völlig überrascht ist, mehrmals die Untersuchungsergebnisse überprüft und immer wieder murmelt: „Es ist ein Wunder – es ist ein Wunder!" Einige Monate später erhielt Neville einen Brief mit der Nachricht der wundersamen Genesung des jungen Mannes. Er besuchte ihn und konnte sich von seiner Gesundheit überzeugen.[48]

So, wie der junge, herzkranke Mann sich vorstellte, dass er bereits gesund ist, müssen auch Sie sich Ihre vollkommene Genesung vorstellen. Sie sollten sich so fühlen, als wären Ihre Träume bereits verwirklicht und Ihre Wünsche erfüllt. Im Beispiel von Nevilles Geschichte hatte der Arzt eine Diagnose gestellt und war von ihr überzeugt. So lange der junge Mann an die Untersuchungsergebnisse und die Unheilbarkeit seiner Krankheit glaubte, ging es ihm schlecht. Durch eine Veränderung seiner inneren Einstellung gegenüber seiner Krankheit und den Glauben an eine Genesung wurde er gesund. Sein Körper reagierte auf seine veränderte Überzeugung.

Von nun an sollten Sie in Gedanken und mit gutem Gefühl von Ihrer Heilung überzeugt sein und diese auch annehmen. Stellen Sie sich ein auf das Gefühl eines gesunden Körpers und leben Sie Ihre neue Gesundheit. Erschaffen Sie sich mit Dankbarkeit Ihren neuen, vollkommen gesunden Körper. Fühlen Sie, dass Sie bereits vollkommen geheilt sind und Ihr Gebet erhört wurde. Lassen Sie die Heilung Gott. Geben Sie Ihre Krankheit an ihn ab und kümmern Sie sich nicht darum, wie es geschieht. Geben Sie Gott die Gelegenheit, Ihnen zu helfen und Sie wieder gesund zu machen. Seien Sie nicht starr in Ihren Glaubensätzen und Urteilen, die haben Ihnen in den letzten Jahren nicht viel geholfen. Ab jetzt machen Sie es anders.

„Und Jesus antwortete und sprach zu ihnen: „Habt Glauben an Gott!" Wahrlich, ich sage euch: „Wer zu diesem Berge spräche: Heb dich und wirf dich ins Meer! und zweifelte nicht in seinem Herzen, sondern glaubte, dass geschehen werde, was er sagt, so wird's ihm geschehen. Darum sage ich euch: Alles, worum ihr betet und bittet – ***glaubt, dass ihr es schon erhalten habt,*** *dann wird es euch zuteil."*

(Markus 11,24)[49]

Eine alte Geschichte aus dem Mittelalter besagte, dass die Knochen eines Heiligen, die in einem Kloster aufbewahrt wurden, Wunderheilungen bewirken sollten. Zu diesem Kloster pilgerten viele kranke Menschen, um die Gebeine des Heiligen zu berühren. Alle, die sie berührten, wurden geheilt. Eines Tages wurden die Gebeine gestohlen; die Mönche beschlossen, es geheim zu halten und hofften, dass die Knochen bald wieder auftauchen würden. Sie legten die Überreste eines Mörders, der einige Jahre zuvor im Kloster begraben wurde, anstelle der des Heiligen. Die Mönche hielten sich in Stillschweigen, als wieder kranke Hilfesuchende an die Klosterpforte klopften, und führten sie zu den Gebeinen des Mörders. Zum Erstaunen der Mönche gingen die Wunderheilungen weiter. Einer der Mönche, der Zeuge der Wunderheilungen war, meinte, die Heilkraft wäre die ganze Zeit in den Menschen gewesen, niemals in den Knochen. Auch Wallace D. Wattles, der diese schöne Geschichte in seinem Buch „The Science of Being Well" schrieb, war der Meinung, dass die Heilung in jedem Menschen selbst liege. „Jesus lehrte uns, dass es eine große spirituelle Heilkraft gibt und in jedem Menschen eine Quelle der Gesundheit existiert, die mit dieser Heilkraft verbunden ist. Ob diese schläft oder aktiv ist, ist abhängig von der Art, wie der Betreffende denkt."[50]

☆☆☆

Beispiel: Nackenschmerzen

Nehmen wir an, Sie leiden unter chronischen Nackenschmerzen. Wie ich bereits erwähnt habe, sollten Sie nicht an den Schmerz, Ihre eingeschlafenen Finger, die Unbeweglichkeit des Halses und die Steifheit am Morgen denken. In Zukunft konzentrieren Sie sich nicht mehr auf die körperlichen Anzeichen und die quälenden Schmerzen, sondern auf die komplette Heilung Ihres Körpers. Natürlich sollten Sie auch nicht mit Ihren Befunden bei allen Bekannten und Verwandten „hausieren" gehen und jedermann erzählen, dass man in Ihrem Röntgenbild eine Verengung im Bereich C5-C7 erkennen kann und Sie deswegen wahnsinnige Schmerzen erleiden müssen. Von nun an stellen Sie sich Ihre Wirbelsäule als gesund vor, und wenn Sie gefragt werden, wie es Ihren Nackenschmerzen geht, weichen Sie dem Thema aus (um Ihrem Unterbewusstsein nicht wieder eine Bestätigung der Erkrankung zu geben) oder sagen dankend, dass es Ihnen gut geht. Vermeiden Sie, mit anderen (außer Ihrem Arzt oder dem Behandelnden) über Ihr Leiden zu sprechen. Hören Sie nicht hin, was andere über Nackenschmerzen (oder Ihr momentanes Leiden) zu sagen haben, und lesen Sie keine Artikel über Krankheitsberichte. Sehen Sie sich keine Fernsehberichte über dieses Thema an. Dies macht Ihnen nur Angst und eventuell Schmerzen.

Es spielt überhaupt keine Rolle, an welcher Krankheit Sie leiden, ob Nackenschmerzen, Kopfschmerzen, Knieprobleme, Krampfadern, Anorexie oder Krebs. Ihre Krankheit ist durch falsche Gedanken und Gefühle, die Sie dabei hatten, entstanden. Diese einprogrammierten „Gedanken" können Sie jederzeit ändern. Durch die Umprogrammierung Ihrer Gedanken kommt es zu einer Veränderung in Ihrem Körper. Die Krankheit geht zurück. Der Geist nährt den Körper. Wird der Geist mit guten und positiven Gedanken genährt, ist auch der Körper gesund, da der Körper ein Ausdruck des Geistes ist. Was also tun?

Bleiben wir bei dem Beispiel der Nackenschmerzen. Stellen Sie sich geistig Ihre Wirbelsäule vor. Am besten, Sie suchen sich ein Bild einer Wirbelsäule im Internet oder in einem Gesundheitsbuch und drucken es aus beziehungsweise kopieren es. Dieses gesunde Rückgrat soll von nun an Ihre persönliche Wirbelsäule sein. Sehen Sie sich das Bild an und prägen Sie es sich gut ein. So sieht von nun an Ihre Wirbelsäule aus. Vergessen Sie Ihre Befunde und Röntgenbilder. Stellen Sie sich vor, wie Ihre gesunde Wirbelsäule aussieht. Geistig veranschaulichen Sie sich die gesunden Halswirbelkörper, diese haben den richtigen Abstand zu den Bandscheiben. Ihre Bandscheiben sind glänzend, elastisch und federn jeden Stoß ab, sodass Sie sich gesund und fit fühlen. Die Bänder rund um die Wirbelkörper halten diese in stabiler Lage, und Ihre Nackenmuskulatur ist kräftig und trainiert. Von nun an ist Ihre Halswirbelsäule sowie Ihr gesamter Körper völlig gesund. Sie haben ab jetzt eine gesunde, flexible, schmerzfreie, voll einsatzfähige Nackenwirbelsäule.

Denken oder sagen Sie laut: **„Danke für meine vollkommen gesunde Halswirbelsäule. Danke für meine**

vollkommene körperliche, geistige und seelische Gesundheit!“

Selbstverständlich genügt es nicht, wenn Sie dies einmal tun und es dann wieder vergessen. Wichtig ist, dass Sie es sooft wie möglich täglich wiederholen. Dreimal am Tag wäre empfehlenswert – oder öfter. Dadurch überlisten Sie Ihr Unterbewusstsein, das von nun an auf Gesundheit, anstatt wie bisher auf Krankheit programmiert wird. Ihr Unterbewusstsein nimmt alles an, was Sie Ihm eingeben. Es urteilt nicht, es unterscheidet nicht zwischen Realität, Wunsch oder Traum. Wenn Sie Ihr Unterbewusstsein auf Gesundheit programmieren, wird Ihr Körper gesund werden. Egal, an welcher Krankheit Sie leiden, ab nun konzentrieren Sie sich auf Ihre Gesundheit. Sie sind gesund! Stellen Sie sich Ihre Gesundheit bildlich vor, glauben und fühlen Sie das auch so. Tun Sie alles, um sich bereits jetzt als gesund zu fühlen.

Stellen Sie sich vor, was Sie alles tun würden, wenn Sie nicht an dieser lästigen Erkrankung leiden würden. Es ist bereits geschehen! Stellen Sie sich vor, dass Sie bereits genesen sind und fühlen Sie sich kraftvoll und gesund. Sie müssen davon überzeugt sein, dass es Ihnen gut geht. Sie können sich alles vorstellen, was Sie wollen, wenn Sie wirklich felsenfest davon überzeugt sind, und wenn Sie täglich üben und sich einen gesunden Körper vorstellen, werden Sie Ihre Krankheit besiegen. Ihre Gedanken sind mächtig. Erzählen Sie jedermann, der es hören möchte, dass Sie Ihre Nackenschmerzen endlich los sind, und fühlen Sie Ihren Nacken als gesund. Und vergessen Sie nicht zu danken. Sagen Sie: „Danke für meine Gesundheit", und fühlen Sie sich gut und gesund. Danken Sie so oft wie möglich.

Sagen Sie: **„Danke für meine vollkommen gesunde Halswirbelsäule. Danke für meine vollkommene körperliche, geistige und seelische Gesundheit!"**

Strotzen Sie vor Gesundheit, fühlen Sie Gesundheit und seien Sie glücklich. Sie haben es verdient. Wichtig ist, dass Sie Ihr Unterbewusstsein von „krank" auf „gesund" umprogrammieren. Verschwenden Sie nie mehr einen Gedanken an Ihre Krankheit. Das ist sehr wichtig. Fühlen Sie jetzt Ihren Nacken (oder die Stelle, die Sie schmerzt). Fühlt sich der Bereich schwach, hart, unflexibel oder steif an? Haben Sie Angst, dass Sie wieder Schmerzen bekommen könnten? Fühlen Sie Ihren Nacken als schmerzhaft und krank?

Sie werden sehen, wenn Sie die Übungen konsequent durchführen, wird sich Ihr Körpergefühl verändern. Sie werden Ihren Nacken als gesund empfinden, als kräftig und elastisch. Das Gefühl, dass Sie krank sind, wird verschwinden. Fühlen Sie die Gesundheit. Fühlen Sie die Freiheit, alles schmerzfrei tun zu können. Sie sind das, was Sie denken, das Sie sind – also denken Sie von sich, dass Sie gesund sind.

Und vergessen Sie nicht: Sie sollten die Heilung auch annehmen können. Sie müssen sich gesund fühlen, ohne Hintergedanken und Zweifel. Sehen Sie sich das Bild Ihres von nun an „gesunden Körperteils" an und sagen Sie: „Ich bin gesund." Und daran glauben Sie fest. „Ich bin gesund."

Damit können Sie Ihr Unterbewusstsein überlisten.

Denken Sie niemals: „Warum gerade ich, was soll das denn alles nützen? Niemand meiner Bekannten macht das so wie ich (und alle leiden und rennen zum Doktor), bei mir ist ohnehin Hopfen und Malz verloren. Ich muss leiden, warum sollte gerade mich Gott heilen, ich gehöre immer zu den Verlierern." Von heute an denken Sie, dass Sie gesund sind und sind auch davon überzeugt. Alle anderen krank machenden Gedanken wischen Sie weg. Es nützt Ihnen wenig, wenn Sie denken: „Ich bin gesund", und mit dem nächsten Gedanken denken Sie: „Warum gerade ich?" Wichtig ist der Gedanke „hinter" dem Gedanken, also der zweite Gedanke. Seien Sie nicht zwiespältig. Denken Sie: „Danke für mein vollkommen gesundes Körperteil (hier den kranken Körperteil einsetzen). Mein gesamter Körper ist körperlich, geistig und seelisch vollkommen gesund. Danke." Diese Phrase soll Ihnen in Fleisch und Blut eingehen. Sehen Sie Ihren Traum – Ihre vollkommene Gesundheit – als gegenwärtige Tatsache an. Denken Sie sich gesund und frei.

Als ich auf der Chirurgie arbeitete, hörte ich, wie ein Patient zum Chirurgen sagte: „Herr Doktor, danke dass Sie mich geheilt haben." Daraufhin meinte der Chirurg: „Mein lieber Herr, ich kann nicht heilen, heilen kann nur Gott, ich bin lediglich sein Werkzeug."

Für Gott gibt es nichts Unheilbares, kein Unmöglich. Gott kann alles heilen. Sie müssen es nur glauben und zulassen. Wenn Sie in Ihr Unterbewusstsein einmeißeln, dass Sie gesund sind, wird es von Ihrer Gesundheit überzeugt werden. Das Unterbewusstsein denkt nicht selbstständig, sondern speichert, was wir ihm eingeben. Unser Gehirn ist verbunden mit dem Universum, und dieses erhält die Botschaft, dass Sie gesund sind, gesund sein wollen und die Gesundheit annehmen können. Warum sollte Ihnen die Bitte nicht gewährt werden?

Falls Sie unter ärztlicher Behandlung stehen, sich Therapien unterziehen oder Medikamente einnehmen, sollten Sie selbstverständlich damit fortfahren.

Je öfter Sie sich Ihren Körper als gesund vorstellen, desto schneller wird bei Ihnen die Heilung eintreten. Lassen Sie sich von niemandem davon abbringen, sich Ihren Körper als gesund vorzustellen, schon gar nicht von Ihrem behandelnden Arzt. Die heutigen Mediziner werden leider nicht in positivem Denken und Visualisieren geschult. Lassen Sie nicht locker, glauben Sie, dass Sie gesund sind. Erwarten Sie ein Wunder.

Vor allem lassen Sie sich von niemandem einreden, dass es normal ist, wenn der Körper ab einem gewissen Alter Abnutzungserscheinungen zeigt. Ihre Gelenke, Organe, Muskeln, Ihr Blut, Ihr gesamter Körper kann bis ins hohe Alter gesund sein. Es ist normal, gesund zu sein. Krankheit ist nicht normal.

Sehr wichtig ist, dass Sie den Wunsch in sich tragen, gesund zu werden. Der Wunsch muss von Ihnen kommen, nicht von Ihren Mitmenschen. Wenn Sie selbst nicht gesund werden möchten, kann keine Heilung erfolgen. Geistig stellen Sie sich das Bild Ihres gesunden Körpers vor und erzeugen das Gefühl, dass Sie bereits jetzt gesund sind.

Die drei Eckpunkte für Ihre Heilung:

1. Der **Wunsch**, gesund zu werden.
2. Die **Vorstellung** des gesunden Körper(teils)s.
3. Das **Gefühl**, bereits jetzt gesund zu sein – sehr wichtig ist der ständige Fokus auf das Gefühl: „Es ist bereits erfüllt, danke, Vater!" (Sie sind jetzt bereits geheilt.)

Affirmation

„Danke für meinen vollkommen gesunden Körper (oder benennen Sie den betroffenen Körperteil). Danke für meine vollkommene körperliche, geistige und seelische Gesundheit."

☆☆☆

Beispiel: Depression

Sie haben es satt, morgens bereits Ihre Antidepressiva einnehmen zu müssen, sitzen schlaff und müde am Bettrand, verzweifelt, weil Sie keinen Lebenssinn und keine Freude mehr am Leben empfinden können? Ihnen ist zum Heulen zumute, und Sie sehen alles im Leben negativ? Irgendwie sind Sie in eine negative „Gedankenspirale" gerutscht. Immer wieder denken Sie dieselben negativen, depressiven Gedanken. Immer und immer wieder dasselbe negative Thema.

Glauben Sie mir, das Leben kann herrlich sein. Sie müssen es sich nur selbst erlauben, Freude zu empfinden, das Leben lebenswert zu finden, Lust am Leben zu haben. Wichtig ist, dass Sie sich wieder aus dem „schwarzen" Loch, in dem Sie sich momentan befinden, herausziehen. Stellen Sie sich das Leben vor, das Sie momentan leben möchten. Denken Sie an das, was Sie möchten, und nicht immer an das, was Sie **nicht** möchten. Verdrängen Sie Ihre Vernichtungsgedanken und denken Sie an etwas Schönes, etwas, wobei Sie sich gut fühlen. Erlauben Sie sich, zu träumen.

Wichtig für Sie ist jetzt, dass Sie aus Ihrer depressiven Denkspirale wieder herauskommen. Stellen Sie sich geistig vor, wie herrlich Ihr Leben sein wird, wenn Sie nicht mehr an Depressionen leiden. Sobald Sie bemerken, dass sich depressive Gedanken Ihrer bemächtigen möchten, ändern Sie das negative Bild in Ihrem Kopf in eine positive, schöne und hoffnungsvolle Vorstellung: Träumen Sie zum

Beispiel davon, dass Sie entspannt auf einer Blumenwiese liegen, die Sonne scheint strahlend gelb, überall blühen wilde Blumen in kräftigen Farben – ja, Sie können diese duftenden Blumen geradezu riechen. Über sich sehen Sie die Baumkrone eines großen, alten Baumes, der Ihnen Schatten verleiht. Sie liegen entspannt im weichen Gras und freuen sich über diesen schönen Tag. Hoch oben im Baum beobachten Sie einen buntschillernden Vogel, der fröhlich zwitschert, und Sie lassen sich von seiner Ausgelassenheit und Freiheit mitreißen.

Erfreuen Sie sich am herrlichen Anblick der weiten Wiesen und Felder, am Duft der üppig blühenden Blumen und Gräser und genießen Sie die herrliche Natur um sich. Atmen Sie ruhig und tief und riechen Sie den Duft der Natur. Spüren Sie die wohltuende Entspannung, die sich in Ihrem gesamten Körper ausbreitet. Fühlen Sie sich herrlich und merken Sie, wie wieder Lebensfreude, Kraft und Energie in Ihren Körper einströmen. Danken Sie für Ihren kräftigen, vor Optimismus strotzenden Köper und sagen Sie: „Danke für meine vollkomme Gesundheit. Mein gesamter Körper ist körperlich, geistig und seelisch vollkommen gesund. Danke!“ Fühlen Sie, als ob es bereits geschehen wäre. Sehen Sie sich als gesund.

Basteln Sie sich einen Traum zurecht, in den Sie, wenn Sie bemerken, dass Sie depressiv werden, schnell eintauchen können. Vor allem depressive Menschen haben nie Tagträume und denken sich keine schönen Bilder aus. Meistens fällt es ihnen auch schwer, sich überhaupt etwas Schönes auszudenken oder positiv zu denken.

Jeder hat seine eigenen Träume, ich zum Beispiel würde mir vorstellen, dass ich entspannt in einem Kaffeehaus mit Blick aufs Meer sitze, vor mir steht eine Tasse mit herrlichem Cappuccino mit einer dicken Schaumschicht. Ich sehe, wie ich genussvoll in eine Schokoladentorte mit viel Sahne beiße und diese mit vollen Zügen genieße. Die Aussicht vor mir bereitet mir besonders viel Freude, denn ich sehe das herrlich weite Meer, höre die Meeresbrandung und entspanne mich. Welch herrliches Bild!

Was ist Ihr Traum? Denken Sie sich einen Traum aus, mit dem Sie sich rasch von Ihren negativen Gedanken ablenken können. Seien Sie kreativ, erdenken Sie sich ein glückliches Bild für Ihr Leben, etwas, wohin Sie gedanklich schnell umschalten können, wenn Sie sich durch Ihre negativen Gedanken bedrohen.

Wenn die Angst über Sie hereinbricht, könnten Sie auch geistig schwimmen gehen. Sie schwimmen Ihre schlimmen, runterziehenden Gedanken einfach davon. Diese bleiben am Strand liegen und lösen sich auf: Sie befinden sich zum Beispiel an einem herrlichen weißen Sandstrand mit Kokospalmen, die sich leicht raschelnd im Wind bewegen. Vor Ihnen erstreckt sich das weite Meer, herrlich warm und hellblau schimmernd. Sie gehen langsam ins Wasser, tauchen unter und beginnen zu schwimmen. Sie fühlen sich vom warmen Wasser umhüllt und beschützt. Um Sie herum nur Wasser, und es fühlt sich wunderbar an. Sie schwimmen natürlich nur so weit, wie Sie sich sicher fühlen. Fühlen Sie sich gut. Ihre Angst, Ihre Schmerzen, Ihre negativen Gedanken bleiben am Strand zurück und werden von der Sonne verschmort. Sie steigen erfrischt wieder aus dem Wasser und fühlen sich wie neugeboren.

Wenn Sie nicht gerne schwimmen, können Sie auch am Ufer im seichten Wasser liegenbleiben und die warmen Wellen genießen, die Sie umspülen. Fühlen Sie die wärmenden Sonnenstrahlen auf Ihrer Haut und wie Ihre Sorgen mit jeder Welle kleiner werden. Sehen Sie geistig, wie Ihre Probleme und Sorgen ins weite Meer hinausgezogen werden. Waschen Sie sich frei von Ihren Ängsten und Sorgen.

Vielleicht erscheint es Ihnen anfangs schwierig, positiv zu denken, und Sie fallen in Ihr schwarzes Loch zurück. Haben Sie sich jahrelang oder sogar jahrzehntelang vollgestopft mit Schlamm und Negativität, mit Wut, Zorn, Hass, Minderwertigkeitsgefühlen oder sonstigen negativen Gedanken und Gefühlen, kann das nicht von einem Tag auf den anderen abgestellt werden. Sie werden durch mehrmaliges Üben bemerken, dass es immer leichter wird, negative Gedanken durch positive auszutauschen.

Es kann sein, dass Sie nach einem positiven Aufschwung wieder in ein tiefes, negatives Loch fallen. Vielleicht haben Sie Lust, mit Gegenständen um sich zu werfen, schlagen um sich oder verkriechen sich unter der Bettdecke, treten Ihre Wände ein (natürlich nicht die, die zum Nachbarn angrenzen – wer will schon den ganzen Tag dessen griesgrämiges, unrasiertes Gesicht sehen), zerfetzen Ihre Bücher (selbstverständlich nur solche, die Sie ohnehin nie fertiggelesen hätten), sind zornig auf sich und alle anderen, fühlen sich hundeelend, verteufeln Gott und die Welt, suhlen sich in Ihren stumpfsinnigen, negativen Gedanken, heulen und schreien. Das dürfen Sie alles tun, es steht Ihnen zu, auch, sich schwach und elend zu fühlen, zu glauben, dass Sie Ihre Krankheit nie besiegen werden und die Welt um Sie grau und schwarz ist. Dann aber sollte Ihnen wieder bewusst werden, dass Sie Ihre negativen Gedanken durch positive austauschen und Ihr Leben selbst steuern können. Lassen Sie nicht locker. Überlisten Sie sich selbst. Bald werden Sie sich wieder gut fühlen und Gutes von sich und Ihrer Umwelt denken.

Ist es nicht großartig, dass wir uns durch unsere Gedanken ein wunderbares Leben erschaffen können? Fühlt es sich gut an, dass Sie wieder hoffen dürfen? Korrigieren Sie mental Ihr Bild von sich und Ihren jetzigen Lebensumständen. Schaffen Sie sich das Bild Ihres Lebens, das Sie führen möchten, und leben Sie es jetzt so, als ob es bereits geschehen ist. Alles, was Ihnen an Ihrem bisherigen Leben nicht gefällt, ändern Sie geistig. Erträumen Sie sich ein wundervolles, ausgeglichenes und liebevolles, lebenswertes Leben. Wenn Sie wieder in Ängste verfallen, dann lenken Sie sich rasch ab. Beginnen Sie zu träumen. Erlauben Sie sich alles, was Ihnen guttut. Mit neuem, verändertem Denken erschaffen Sie sich eine neue Realität.

Sagen Sie mehrmals täglich: **„Danke für meine vollkommene körperliche, geistige und seelische Gesundheit. Danke!“** Fühlen Sie Gesundheit in sich einströmen, und nehmen Sie sie an.

Übung: Das innere Leuchten

Es gibt tief in Ihnen eine Kraft, die Sie jederzeit zum Vorschein bringen können: ein unvorstellbares Leuchten. Wir sind voll mit Liebe und Mitgefühl. Sie können sich zum Leuchten bringen, indem Sie sich vorstellen, dass Sie von innen heraus leuchten. Sie wissen bereits, dass unser Leben so ist, wie wir es uns „erdenken". Wir erschaffen uns unsere Welt im Geiste selbst. Also können Sie mental auch Licht erschaffen.

Konzentrieren Sie sich auf Ihr Herzchakra und stellen sich hier eine riesige Lampe vor, die zu leuchten beginnt. Knipsen Sie diese Lampe an. „Es werde Licht" – wie fühlt sich das an?

Bleiben Sie eine Weile in diesem Licht und lassen Sie es immer größer werden. Von Ihrem Herzen aus strahlt dieses Licht in die Umgebung. Jederzeit können Sie in Ihrem Inneren das Licht anzünden und Liebe und Freude empfinden.

Lassen Sie Ihr Herzchakra so lange und so kräftig strahlen, wie es angenehm für Sie ist, dann gehen Sie weiter zum nächsten Chakra, zum Halschakra.

Lassen Sie nun auch Ihr Halschakra strahlen, fühlen Sie, wie ein kräftiges Leuchten davon ausgeht.

Wenn Sie beim Stirnchakra angelangt sind, lassen Sie das Licht stark fließen, fühlen Sie, wie Sie von Liebe erhellt werden und spülen Sie Ihre negativen Gedanken einfach weg.

Sie gehen weiter nach oben zum Kronenchakra. Nehmen Sie Verbindung mit der göttlichen Liebe auf und fühlen Sie, wie Ihre schlechten Gedanken aufgelöst werden. Sie sind nur mehr Liebe und Licht.

Dann gehen Sie weiter nach unten zum Solarplexus-, Sexual- und Wurzelchakra. Fühlen Sie überall die Liebe und Reinigung. Atmen Sie die Liebe ein und die negativen, krank machenden Gedanken aus. Lassen Sie sich von der Liebe reinigen. Fühlen Sie sich geborgen und geliebt. Seien Sie Licht.

☆☆☆

Beispiel: Schmerzen (jeglicher Art)

Haben Sie es satt, immer an Schmerzen zu leiden und möchten Sie Ihr „altes", schmerzfreies Leben wieder zurück? Möchten Sie sich fühlen wie damals, als Sie noch nicht von Schmerzen geplagt wurden und sich des Lebens erfreuen konnten? Fühlen Sie sich von Ihren Schmerzen gefangen, und haben Sie bereits die meisten Medikamente, die es auf dem Markt gibt, ausprobiert, unzählige Therapien durchgemacht, viele Ärzte und sogar Schmerzspezialisten konsultiert, und niemand konnte Ihnen helfen? Denken Sie immer nur an Ihre Schmerzen, weil diese in Ihrem jetzigen Leben dominieren?

Wäre es nicht schön, morgens schwungvoll aus dem Bett zu springen und sich in die Joggingschuhe zu schmeißen, um die frische Morgenluft zu genießen? Nein? Daran ist nicht zu denken, diese furchtbaren Schmerzen! Wie wäre Ihr Leben ohne Schmerzen, Tabletten und Therapien? Malen Sie sich aus, wie es wäre und was Sie damit anfangen würden.

Schaffen Sie sich mental eine neue Realität, ein schmerzfreies Leben. Ihre Gedanken sind machtvoll – ziehen Sie durch Ihre Gedanken alle Dinge, die Sie für Ihr jetziges Leben möchten, zu sich. Haben Sie wieder Hoffnung und erfreuen Sie sich des Lebens. Freuen Sie sich auch an kleinen Dingen. Staunen Sie über die Natur, die blühenden Blumen, die Vögel, die spielenden Kinder im Park. Haben Sie schon einmal bewusst einem Kinderlachen zugehört? Gehen Sie in einen Park und hören Sie mit Ihrem Herzen. Freuen Sie sich mit den Kindern oder mit den Vögeln und tun Sie alles, um sich gut zu fühlen. Oft sind es nur Kleinigkeiten, die uns guttun. Lächeln Sie Ihre Mitmenschen an, grüßen Sie Ihre Nachbarn, auch wenn Sie sie nicht kennen. Gehen Sie mit einem lachenden Herzen in den Tag. Sie werden sehen, wie viel Lächeln Sie zurückbekommen. Lächeln, das Ihnen guttut, Ihr Herz erheitert und Ihnen Hoffnung gibt.

Vielleicht laden Sie die Arbeitskollegin, die noch griesgrämiger blickt als Sie (bevor Sie Ihr „neues“, positives Leben begonnen haben), einmal zum Mittagessen ein oder setzen sich zu ihr an den Tisch in der Kantine. Vielleicht leidet Ihre Kollegin auch still vor sich hin. Seien Sie sich gewiss, dass Sie nicht der einzige Mensch auf Erden sind, der krank ist und Schmerzen erleidet. Vielen Menschen sieht man ihr Leid nicht an. Sie würden erstaunt sein, wie viele Ihrer Mitmenschen mit einem düsteren Herzen, Sorgen, Problemen und Schmerzen leben, auch wenn Sie es nie zugeben würden.

Seien Sie sich bewusst, dass die meisten Menschen Ihnen etwas vorspielen. Aus welchen Gründen auch immer – um vor den anderen nicht als „Leidender“ dazustehen, um die Arbeit nicht zu verlieren, um anderen Kraft zu vermitteln, um keine Aufmerksamkeit auf sich zu lenken. Sie wissen jetzt, dass Sie sich ein wunderschönes Leben kreieren können. Sie müssen nicht leiden.

Niemand auf dieser Welt muss leiden. Lenken Sie Ihre negativen Gedanken auf positive, schöne Dinge und stellen sich mental Ihre Welt genauso vor, wie Sie sie gerne hätten. Seien Sie kreativ. Denken Sie nicht an Ihre Schmerzen, sondern danken Sie, dass Ihr Körper bereits jetzt völlig gesund und fit ist. Stellen Sie sich einen vitalen, dynamischen Körper vor, mit dem Sie Sport treiben, tanzen, stundenlang spazieren gehen können, Fußball spielen, Schwimmen oder hunderte von Stufen steigen – und das völlig ohne Schmerzen. Diese brauchen Sie von nun an nicht mehr, und Sie wollen sie auch nicht mehr. Sie sind bereits gesund.

Sehr wichtig für Ihr Unterbewusstsein ist die Vorstellung, dass Sie jetzt bereits gesund sind. Indem Sie visualisieren, dass Sie jetzt schon gesund sind, können Sie einen gesunden Körper anziehen. Denken Sie nicht an die Schmerzen und die Einschränkungen, die Sie momentan erleiden, sondern an die Heilung, die bereits geschehen ist.

Fühlen Sie Gesundheit in Ihren Körper einfließen und wie jeder einzelne Muskel, Knochen und jedes Gelenk voll beweglich und vital ist. Danken Sie für Ihren neuen Körper, und erfreuen Sie sich daran. Fühlen Sie jetzt die völlige Gesundheit und nehmen Sie sie voller Freude an. Stellen Sie sich geistig Ihren schmerzhaften Körperteil als völlig gesund vor. An einem Ort, an dem Sie oft vorbeigehen, stellen Sie ein Bild, einen Zeitungsauschnitt oder einen Internetausdruck Ihres momentan schmerzenden Körperteils, und von nun an betrachten Sie dieses Bild als „Ihr“ gesundes Organ oder „Ihre“ gesunden Gliedmaßen. Wenn Sie zum Beispiel immer an Magenschmerzen leiden, schneiden Sie sich ein Bild eines gesunden Magens aus und sehen sich dieses mehrmals täglich an. Selbstverständlich können Sie sich auch ein Bild eines essenden Menschen ausschneiden und sich vorstellen, dass Sie alles ohne Schmerzen essen können. Schmerzen Sie Ihre Knochen, stellen Sie sich ein Bild von gesunden, kräftigen Knochen auf und betrachten Sie es so oft wie möglich; oder Sie schneiden sich ein Bild eines Sportlers aus, der ohne Schmerzen Sport betreibt. Fühlen Sie beim Betrachten, dass es Ihr Körperteil ist, und betrachten Sie sich als gesund.

Sagen oder denken Sie:

„Danke für meinen vollkommen gesunden Körper (oder benennen Sie den betroffenen Körperteil). Danke für meine vollkommene körperliche, geistige und seelische Gesundheit!“

☆☆☆

Beispiel: Gebrochenes Bein

Stellen Sie sich vor, Sie haben sich ein Bein gebrochen. Es handelt sich um einen sehr komplizierten Bruch, und man musste Ihnen einen Spaltgips anpassen. Für die nächste Zeit müssen Sie das Bett hüten und können nichts unternehmen, da Sie ans Bett gefesselt sind. Nun haben Sie Zeit für sich und Ihre Heilung.

Stellen Sie sich mehrmals täglich Ihr Bein vor, so, wie es vor dem Bruch war. Verinnerlichen Sie sich, wie Ihre Knochen heilen, Ihre Muskulatur und Ihre Wunden sich unter dem Gips schließen. Stellen Sie sich die Haut über dem Bruch wieder als völlig geschlossen und glatt vor. Erinnern Sie sich an das Körpergefühl, das Sie hatten, als das Bein noch heil war. Kräftig, schmerzfrei, muskulös. Mental träumen Sie, was Sie alles tun würden, wenn Sie nicht ans Bett gebunden wären – zum Beispiel lange Spaziergänge ohne Schmerzen. In Ihrer Vorstellung können Sie wieder springen, tanzen und laufen, und das alles, ohne Schmerzen zu erleiden. Ihr gesamtes Bein fühlt sich prächtig an, so, wie vor dem Bruch. Fühlen Sie mental das wunderbare Körpergefühl eines gesunden Beines, freuen Sie sich darüber und bedanken Sie sich. Seien Sie davon überzeugt, dass Ihre Genesung schnell vonstattengeht, so schnell, dass auch Ihr Arzt über diese Heilung erstaunt ist. Empfinden Sie Ihr Bein so, als ob es bereits jetzt völlig gesund und schmerzfrei ist. Stellen Sie sich ein Bild eines gesunden Beins auf oder schneiden Sie sich Bilder von laufenden, springenden und lachenden Personen aus.

Sagen Sie mehrmals täglich:

„Danke für mein vollkommen gesundes Bein. Danke für meine vollkommene körperliche, geistige und seelische Gesundheit!“

Empfinden Sie Ihr Bein als gesund und fit. Freuen Sie sich über die rasche Genesung und danken Sie dafür.

☆☆☆

Beispiel: Knieerkrankung

Ich möchte Ihnen ein Beispiel erzählen, das ich am eigenen Leib erfahren habe. Ich litt unter einer seltenen Knieerkrankung mit dem komplizierten Namen „Osteochondrosis dissecans". Darunter versteht man, vereinfacht ausgedrückt, eine Knochennekrose (abgestorbenes Knochengewebe), das zusammen mit dem darüber liegenden Gelenkknorpel abgestoßen wird. Dieses Teilchen kann in den Gelenkspalt rutschen. Wenn das geschieht, kann das Knie nicht mehr ausgestreckt werden, und das Gehen ist sehr schmerzhaft.

Bei mir wurde diese Diagnose vor circa zwanzig Jahren am rechten Knie gestellt, ich wurde in einem Wiener Krankenhaus erfolgreich operiert, hatte Physiotherapie, musste mich drei Monate lang mittels zwei Krücken fortbewegen und litt jahrelang unter Schmerzen im rechten Knie. Mit drohendem Finger sagten mir die Ärzte, dass ich auch am linken Knie unter dieser Krankheit leiden würde und mich in den nächsten Jahren operieren lassen solle. Was ich natürlich nicht getan habe – wer legt sich schon mit zwanzig Jahren freiwillig unters Messer?

Ich litt ab und zu unter Schmerzen im linken Knie – dies musste so sein, dachte ich, denn dieses Knie war krank. Von Seiten der Ärzte wurde mir frühzeitig eine Arthrose angedroht – so um die Vierzig war die Prognose. Mein rechtes Knie fühlte sich nach der Operation gesund an, mein linkes empfand ich immer als krank (so wurde es mir gesagt, und ich glaubte doch alles, was mir mein Arzt sagte…).

Es vergingen ungefähr zwanzig Jahre, in denen ich ab und zu Schmerzen im linken Knie hatte, bis eines Tages plötzlich heftige Schmerzen auftraten, die mir das Gehen unmöglich machten. Ich wohnte zu dieser Zeit bereits in Peru, konsultierte dort einige Orthopäden, die mir aber mitteilten, dass sie diese Krankheit nur aus Lehrbüchern kennen würden und keine Erfahrungen diesbezüglich hätten. (Es ist eine Krankheit, die vor allem in Europa vorkommt.) Ich solle nach Österreich fahren, um mich dort operieren zu lassen. Das tat ich nicht, sondern ich beschloss, meine Knieerkrankung mental zu heilen. Ich druckte mir aus dem Internet das Bild eines gesunden Knies aus, das ich auf meinem Schreibtisch platzierte, um es täglich zu betrachten. Da ich mich nur auf zwei Krücken fortbewegen konnte, blieb ich zu Hause.

So konnte ich mich auf mein von nun an „gesundes Knie" besser konzentrieren. Mehrmals täglich legte ich mir Meditationsmusik auf und stellte mir geistig mein linkes Knie als völlig gesund vor. Gedanklich fühlte ich mich in mein Knie hinein und stellte mir vor, dass genug Gelenkschmiere meine Gelenke und Knorpel umspülen, meine Kreuzbänder völlig intakt sind, die Seitenbänder normal funktionieren, der Gelenkknorpel unbeschädigt und glatt ist. Ich konnte sogar geistig den abgesplitterten Teil meines Knorpels in der Gelenkflüssigkeit schwimmen sehen, der von Tag zu Tag kleiner wurde und sich schließlich auflöste. Meinen Gelenkknochen stellte ich mir glatt und makellos vor. Mein Körper-Kniegefühl stellte sich von „krank" auf „gesund" um.

Mehrmals täglich meditierte ich, stellte mir ein völlig gesundes Knie vor und fühlte dieses auch als gesund. Mental träumte ich davon, dass ich wieder springen, tanzen, laufen kann und mein Knie fit und gesund ist. Geistig wiederholte ich die Formel: „Danke für mein vollkommen gesundes Knie. Danke für meine vollkommene körperliche, geistige und seelische Gesundheit. Danke Gott!"

Natürlich litt ich längere Zeit unter Schmerzen. Trotzdem ließ ich mich nicht davon abbringen, an mein Heilergebnis und meine völlige Wiederherstellung meiner Gesundheit zu glauben. Ich dankte Gott für mein gesundes Knie und bemerkte, dass sich mein Körpergefühl in Bezug auf mein Knie veränderte. Es fühlte sich nicht mehr krank an, so, wie ich es die letzten zwanzig Jahre gespürt hatte, sondern ich empfand mein Knie von Tag zu Tag als gesünder. Mein behandelnder Arzt war erstaunt, wie schnell die Knieschwellung zurückgegangen war.

Mit Stolz darf ich Ihnen sagen, dass ich nach zwei Monaten ohne Operation ein völlig gesundes linkes Knie hatte und bis heute habe. Ich fühle mich fit, gesund, und mein Knie ist geheilt. Dafür bin ich dankbar.

Während meiner Genesungszeit habe ich darüber nachgedacht, warum mir diese Krankheit genau damals in dieser Lebenssituation beschert wurde und änderte einige Lebensansichten und Vorurteile. Seit einigen Jahren bin ich schmerzfrei, gesund und danke weiterhin jeden Tag für die vollkommene körperliche, geistige und seelische Gesundheit. Mein Körper ist topfit, ich fühle mich herrlich jung und gesund.

Heute kann ich wieder schmerzfrei stundenlang tanzen, und der einzige, der über Beinschmerzen klagt, ist mein Tanzpartner.

☆☆☆

Heilen kann nur Gott

Wer kann heilen außer Gott? Niemand! Kein Arzt kann Sie heilen. Wenn man Ihnen Heilung verspricht, ist das ein Trugschluss, denn Heilung kann nur von Ihnen und von Gott erfolgen. Natürlich kann Ihr Arzt durch sein Wissen, seine Heilmittel und Eingriffe dazu beitragen, dass Ihr Körper schneller gesundet. Aber die Heilung selbst erfolgt immer von Ihnen aus und von „der großen spirituellen Heilquelle“. Ihr Arzt kann Ihnen den Anstoß zur Genesung geben, aber die wahre Heilung kommt aus Ihrem Inneren.

Sie sind immer mit der Matrix verbunden. Wir alle sind Abkömmlinge von Gott, und durch unsere Gedanken geben wir ihm den Impuls, dass wir geheilt werden möchten. Gott antwortet, indem er uns hilft und Heilung schickt. Unsere Aufgabe ist es, fest daran zu glauben. Wenn Sie sich in die Schwingen Gottes begeben, kann Ihnen nichts geschehen. Sie werden getragen.

Das Schwierige für uns Menschen ist es, uns fallenzulassen. Auch wenn Sie an einer schweren Krankheit leiden, die Ärzte Sie aufgegeben haben, Ihre Diagnose schlecht ist und man Ihnen wenige Heilungschancen gibt, dürfen Sie nie die Hoffnung auf Heilung aufgeben. Niemals, zu keinem Zeitpunkt! Es besteht immer Hoffnung für jeden und alles, der glaubt und vertraut. Es gibt keine Krankheit, die nicht geheilt werden kann. Wenn Sie sich an Gott wenden und ihm vertrauen, wird er Ihnen helfen. Er steht Ihnen bei, hört Ihnen immer zu, zu jeder Zeit.

Vergessen und vertrauen Sie auch Ihren Engeln und

Geisthelfern. Diese sind Vermittler zwischen Ihnen und Gott. Sie helfen denjenigen, denen es schwerfällt, sich direkt an Gott zu wenden. Ihre Engel machen einen Plan für Sie und stehen Ihnen bei. Es wird so geschehen, wie Sie es glauben und zulassen können.

Ihre geistige Wendigkeit ist gefragt. Egal, ob Sie „unheilbar“ krank sind oder alt, es ist nie zu spät. Denken Sie daran, niemals! So lange Sie sich noch nicht aufgegeben haben und wieder vor Leben strotzen wollen, gibt es Hoffnung. Gott kann alles heilen. Für ihn gibt es keine Grenzen, keine Krankheit ist zu schwierig für ihn. Er will Sie gesund sehen. Denken Sie niemals, dass Gott Sie gerne leiden sehen möchte oder Leiden notwendig sein muss. Gott möchte nicht, dass es Ihnen schlecht geht. Danken Sie Gott aus Ihrem Herzen heraus für Ihre Heilung (im voraus, denn es ist bereits geschehen) und dafür, dass er seinen heilenden Mantel um Sie legt. Sie können nichts verlieren, nur gewinnen.

„Da sagte Jesus zu ihm: „Geh! dein Glaube hat dir geholfen.“ Im gleichen Augenblick konnte er wieder sehen, und er folgte Jesus auf seinem Weg.“

(Markus 10,52)[51]

☆☆☆

ÜBUNG: Von der Liebe zu Gott

Denken Sie an Ihr Herzchakra. Machen Sie es ganz weit und fühlen Sie hinein. Fühlen Sie, wie es sich nach oben zu Gott öffnet, wie es richtig nach ihm verlangt.

Strecken Sie imaginär Ihre Hände zu Gott aus und stellen Sie sich vor, wie er Sie umschließt. Fühlen Sie, wie sich Ihre Hände warm anfühlen, wie Gottes Liebe und Fürsorge in Sie hineinströmt.

Sprechen Sie durch Ihr Herzchakra mit ihm. Beten Sie bewusst. Sie können auch das „Vater unser" beten.

Atmen Sie ein, weiten Sie Ihr Chakra, nehmen Sie bewusst Energie auf, fühlen Sie, wie durch den Atem die Energie Gottes in Ihr Herz fließt, atmen Sie langsam und beten Sie das Gebet bewusst.

Seien Sie sich im Klaren darüber, dass dieses Gebet wie ein Mantra wirkt und etwas Heiliges ist. Wie Mantras werden auch Gebete seit Tausenden von Jahren gesprochen und sind heilig durch die millionenfache Wiederholung der Worte.

„Und wenn du betest, sollst du nicht sein wie die Heuchler, die da gerne stehen und beten in den Schulen und an den Ecken auf den Gassen, auf dass sie von den Leuten gesehen werden. Wahrlich, ich sage euch: Sie haben ihren Lohn dahin. Wenn aber du betest, so gehe in dein Kämmerlein und schließ die Tür zu und bete zu deinem Vater im Verborgenen; und dein Vater, der in das Ver-

borgene sieht, wird dir's vergelten öffentlich. Und wenn ihr betet, sollt ihr nicht viel plappern wie die Heiden; denn sie meinen, sie werden erhört, wenn sie viele Worte machen. Darum sollt ihr euch ihnen nicht gleichstellen. Euer Vater weiß, was ihr bedürfet, ***ehe ihr ihn bittet****. Darum sollt ihr also beten: Unser Vater in dem Himmel! Dein Name werde geheiligt. Dein Reich komme. Dein Wille geschehe auf Erden wie im Himmel. Unser täglich´ Brot gib uns heute. Und vergib uns unsere Schuld, wie wir unseren Schuldigern vergeben. Und führe uns nicht in Versuchung, sondern erlöse uns von dem Übel. Denn dein ist das Reich und die Kraft und die Herrlichkeit in Ewigkeit. Amen."*

(Matthäus 6,5)[52]

☆☆☆

Heilung durch Gebete

In den letzten Jahren versuchen Mediziner durch wissenschaftliche Forschungen dem Phänomen der Heilung durch Beten auf die Spur zu kommen. An der Duke-Universität in den USA arbeitet der Gebetsforscher und Herzspezialist Dr. Michell Krucoff, der über sich selbst sagt, dass er sehr gläubig sei und vor jeder Operation beten würde. Er führte wissenschaftliche Studien durch, bei denen er Menschen aus aller Welt bat, für bestimmte seiner Patienten zu beten. Er schrieb für dieses Experiment Menschen verschiedenster Konfessionen an. Es beteten Christen, außerdem wurde in katholischen Klöstern und buddhistischen Tempeln um die Gnade Gottes gebetet. Er forderte Juden auf, wie es in deren Religion üblich ist, die Daten der kranken Personen auf kleine Zettel zu schreiben und in die Klagemauer zu stecken. Dr. Krucoff bat auch Moslems, zu Allah zu beten. Dafür schickte er den Betenden die Namen sowie die nötigen Informationen der Herzkranken.

Bei medizinischen Studien ist es üblich, dass nur ein Teil der Kranken das Medikament, in diesem Fall das Gebet, erhält; damit kann man vergleichen, ob das Gebet geholfen hat oder nicht. An dem Experiment nahmen 750 Herzpatienten teil. Es wussten weder die Patienten noch die Ärzte, für welche Patienten gebetet wurde. Das Ergebnis war erstaunlich: 93 Prozent der Patienten, für die gebetet wurde, hatten einen besseren Heilungsverlauf als diejenigen, für die nicht gebetet wurde. Der positive Effekt des Betens war noch bis zu sechs Monate nach der Behandlung deutlich messbar, meinte Dr. Michell Krucoff. Seit über fünfzehn Jahren beschäftigt sich der Herzspezialist mit dem Thema der Gebetsforschung, es ist für ihn nicht erklärbar, wie das Gebet wirkt. Er nimmt an, dass die Kranken, für die gebetet wird, von positiven Energien umgeben werden.[53]

So gab es in der Geschichte immer wieder „Wunder"-Heilungen und Heiler. Ich möchte einige der unzähligen Heiler herausgreifen: Berühmte Menschen in der Kirchengeschichte berichten von Heilungen durch das Gebet, wie zum Beispiel Martin Luther. Er bezeugte, dass das Gebet große Wunder vollbringt. So sagte er: „Es hat in unserer Zeit drei Menschen aus den Toten auferweckt: Mich, als ich todkrank darniederlag, meine Frau Käthe, die auch todkrank war, und Magister Philippus Melanchthon, der 1540 in Weimar todkrank im Bett lag."

Weiter sagte Luther: „Wie oft ist es geschehen und geschieht es noch, dass Teufel ausgetrieben worden sind im Namen Christi; auch dass beim Anrufen seines Namens im Gebet die Kranken geheilt worden sind!" Luther betonte immer die Verbindung von Sünde und Krankheit.

Was versteht man unter Sünde? Im christlichen Verständnis ist es der unvollkommene Zustand des Menschen, der von Gott getrennt ist. Wie kommt es in der heutigen Zeit zu einer Trennung von Gott? Warum glauben nur wenige Menschen an einen übermächtigen, allheilenden Gott? Was hat die Menschheit dazu bewogen, sich von Gott abzuwenden? Es ist das Böse, das Übel. Krankheit ist nicht von Gott gemacht. Gott schickt Ihnen keine Krankheit, um Sie zu bestrafen, nein, es ist das Böse, das die Krankheit verursacht. Das Böse manifestiert sich in Ihrem Körper durch die falschen Gedanken, Worte und Taten. Durch unsere negativen Überlegungen, das Lästern, den Tratsch, den Neid, die Wut, den Hass, die Eifersucht, den Mangel an Liebe, den Egoismus. Langsam breitet es sich in unserem Körper aus. Wir merken das meistens nicht, bis es uns plötzlich irgendwo schmerzt.

Der britische Evangelist Smith Wigglesworth (1859 - 1947), ein bedeutender Mann der frühen Pfingstbewegung, war bekannt als Glaubensapostel. Er leitete einen Heilungsdienst und weckte einige Menschen von den Toten auf. Über ihn wird gesagt, dass er nur ein Buch in seinem Leben gelesen habe, nämlich die Bibel. Zu seinem Enkel sagte er: „Leslie, wenn ich die Zeitung lese, komme ich verschmutzter raus, als ich reingekommen bin. Wenn ich meine Bibel lese, komme ich sauberer raus, als ich reingekommen bin. Ich liebe es, sauber zu sein."

Eine berühmte Geschichte über ihn besagt, dass eines Tages ein Mann ohne Fuß zu ihm kam. Smith sagte zu ihm: „Geh Schuhe kaufen." Der Mann ging los, und als er den Stumpf in den Schuh steckt, wuchs ein Fuß.[54]

Auch in unserer heutigen Zeit gibt es Heiler. Einer davon war Pater Emiliano Tardif (1928-1999), eine wichtige Persönlichkeit der katholisch-charismatischen Bewegung.

Weltweit, auf allen Kontinenten, verkündigte er, dass Jesus lebt. Er füllte die größten Kathedralen, und mehr als 50.000 Menschen kamen in seine Gottesdienste. In seinem Dienst geschahen mehr als 100.000 Heilungen.[55]

Wichtig für Ihre vollkommene Genesung ist es, dass Sie glauben, jetzt bereits gesund zu sein. Davon sollten Sie felsenfest überzeugt sein und bereits jetzt die Gesundheit in Ihren Gliedern fühlen. Sie haben keine Zweifel, und wenn, dann nur kurz. Dann aber sind Sie wieder davon überzeugt, dass der Kosmos sich um Sie kümmern wird. Sie schicken gute Gedanken zum Universum. Sie wissen und denken, dass Sie bereits gesund sind: „Es ist bereits geschehen." So hätte Mutter Theresa das gemacht. Vielleicht erhalten Sie auch einen Impuls, was Sie tun können, um schneller zu gesunden. Hören Sie auf Ihre innere Stimme. Alles, was Sie brauchen, um gesund zu werden, liegt in Ihrem Inneren. Lassen Sie sich führen.

Momentan sind Sie mit Ihrem Körper nicht zufrieden, denn er ist krank. Er macht Ihnen Sorgen. Er funktioniert nicht mehr so, wie Sie es gerne hätten. Jetzt plötzlich ist alles anders. Nichts ist mehr selbstverständlich und funktioniert so wie in den letzten Jahren, als Sie sich keine Sorgen um Ihre Gesundheit machen mussten. Sie aßen und tranken, und Ihr Körper funktionierte reibungslos, ohne dass Sie dafür einen Finger krümmen mussten. Sie fühlen sich wie vor den Kopf gestoßen. Sie machen sich Gedanken, warum es nicht so sein kann wie früher, als Sie noch keine Schmerzen und Beschwerden hatten.

Unser Körper und unser Geist sind wunderbare Geschenke Gottes. Deswegen sollten wir sorgsam mit unseren Gedanken umgehen. Bisher waren Sie sich vielleicht dessen nicht bewusst, wie stark Ihre Gedanken sind, dass diese Ihren Körper zerstören oder aufbauen können. Mit Ihren kraftvollen Gedanken können Sie Gewaltiges anstellen. Sie können sich alles erdenken, was Sie wollen, denn Sie leben mitten in der Matrix. Da diese immer um uns ist und Sie ein Teil der Matrix sind, haben Sie auch die Macht, wie diese zu erschaffen.

Von nun an sollten Sie ein Gefühl von Stärke, Lebenskraft und Energie ausstrahlen und Ihre selbstzerstörerischen Gedanken vergessen. Seien Sie sich tagtäglich bewusst, dass Sie einen Körper haben, der fast ohne Ihr Zutun arbeitet. Sie können Ihre Organe nicht willentlich beeinflussen – oder können Sie Ihren Herzschlag ohne Anstrengung oder Fitness beschleunigen, Ihre Nierenproduktion ankurbeln, ohne mehr zu trinken, oder Ihre Nägel wachsen lassen? Dennoch können Sie durch gute, positive Gedanken Ihren Körper und Ihre Krankheit/Gesundheit beeinflussen.

Unsere Gehirnzellen arbeiten fortwährend, Tag und Nacht. Dies leider auch oft ohne unser Zutun. Die ganze Zeit denken wir – ob Gutes oder Schlechtes – und sind uns unserer Gedanken nicht bewusst. Viele Menschen denken nicht zielgerecht, sondern lassen ihre Gedanken kreisen. Wir sind uns nicht bewusst, wie schädlich das für unseren Körper sein kann.

Versteht ihr nicht, dass alles, was in den Mund kommt, in den Magen geht und im Abort wieder ausgeschieden wird? Doch was ***aus*** *dem Mund herauskommt, kommt aus dem Herzen. Das macht den Menschen unrein. Denn aus* *dem Herzen des Menschen kommen die **bösen Gedanken** und mit ihnen alle Arten von Mord, Ehebruch, sexuelle Unmoral, Diebstahl, falsche Aussagen, Verleumdungen.*

(Matthäus 15,17)[56]

Achten Sie einmal einen Tag darauf, was Sie sprechen. Wahrscheinlich werden Sie über die Menge negativer Dinge, die Sie unbedacht aussprechen, erstaunt sein. Hören Sie auch auf die negativen Aussprüche Ihrer Mitmenschen und lernen daraus: „Die Jugend ist vorbei", „Diese Dinge sind schlecht", „Man fühlt sich überhaupt nicht mehr sicher, an jeder Straßenecke lauert ein Dieb", „Die Straße ist gefährlich", „Pass doch auf, du wirst stürzen", „Du wirst das Glas umschütten", „Du wirst diesen Teller zerbrechen", „Ich habe immer Pech", „Ich kann mir überhaupt nichts mehr merken", Ich bemerke, dass ich alt werde", „Davon bekomme ich einen Hautausschlag", Das kann ich nicht essen, ich bin allergisch dagegen", „Mein Asthma", „Meine Schmerzen", „Mein Rücken", „Ich fühle mich lustlos", „Ich bin gebläht", „Meine Verdauung funktioniert seit Tagen nicht mehr", „Mir ist schlecht", „Ich fühle mich schlecht", „Heute gibt es wieder schrecklich viel Verkehr".

Also wundern Sie sich nicht, wenn Sie im völligen Verkehrschaos landen, wenn Sie bereits zu Hause prognostizieren, dass Sie ausgerechnet heute in die Stadt fahren müssen, wo doch ein langer Einkaufssamstag ist, an dem auch alle anderen Menschen unterwegs sind. Mit Sicherheit werden Sie im Verkehr steckenbleiben! Es manifestiert sich das, was Sie denken (das Verkehrschaos).

Wir beschäftigen uns mehr mit negativen Gedanken als mit positiven, denken seit Jahren immer dasselbe, denken im Kreis, oft ohne Ziel. Wir können willentlich unsere Gedanken steuern, was wir mit unseren Organen nicht können. Unsere Organe sind von unserem Denken abhängig (und von der Matrix).

Wir können ausschließen, dass die Matrix Schlechtes für uns möchte. Sie möchte immer das Beste für uns Kinder. Alles, was Sie glauben, steuert Ihr Leben. Sie sind für Gesundheit und Krankheit verantwortlich. Wie innen, so außen. Wie es in Ihrem Kopf zugeht, spiegelt sich das auf Ihren Körper und Ihr Umfeld wider. Denken Sie von nun an kraftvolle, heilende Gedanken, und Ihre Krankheit und Ihr Umfeld werden sich ändern.

Lassen Sie das Wunder Gottes auf sich wirken. Lassen Sie sich in Gott fallen und fühlen Sie, wie er Sie auffängt. Vergessen Sie Ihre Ängste und Sorgen. Diese sind völlig unnötig. Es ist ein Wunder, dass Sie leben, beginnen Sie durch Ihre bewussten Gedanken etwas für sich zu tun. Sie können sich auf die Matrix verlassen, wenn Sie mit Ihren positiven, lebensbejahenden Gedanken mithelfen.

Aber Sie sollten Gott unterstützen. Einmal in die Kirche rennen und Gott um Hilfe zu bitten, dass er Sie von Ihren Beschwerden befreit, ist zu wenig. In Ihren Gedanken, Worten und Taten muss ständig der Wunsch präsent sein, dass Sie geheilt werden möchten. Dass Sie diese lästige Krankheit wegbekommen wollen und dass jetzt Schluss ist mit Selbstmitleid. Nehmen Sie jetzt Ihr Leben in die Hand, krempeln Sie die Ärmel auf und tun Sie etwas für Ihre Gesundheit. Verlassen Sie sich nicht auf andere und stecken den Kopf in den Sand. In Zukunft verlassen Sie sich auf sich selbst, Ihre aufbauenden Gedanken und das Wunder Gottes.

Egal, an welcher Krankheit Sie leiden, Sie können das ändern. Auch wenn Ihre Erkrankung bösartig ist, durch Ihre positive Lebenseinstellung und das Umpolen Ihrer Gedanken von einem kranken auf ein gesundes Körpergefühl können Sie wieder gesund werden. Von nun an lassen Sie nie wieder den Kopf hängen, denken nicht schlecht über sich, Ihre Mitmenschen oder sonstige Umstände. Denken Sie, dass Sie gesund sind und fühlen Sie bereits jetzt Ihre vollkommene körperliche, geistige und seelische Gesundheit. Glauben Sie fest an Ihre Heilung, denken Sie vor allem nicht an Ihre Symptome und Schmerzen, sondern an die vollkommene Heilung.

Ändern Sie die „Programmierung" in Ihrem Kopf. Stellen Sie sich ein schmerzfreies wundervolles Leben voller Reichtum, Wohlstand und Gesundheit vor. Träumen Sie täglich von Ihrem neuen Leben und fühlen Sie bereits jetzt, wie alles, was Sie für sich erträumen, eingetreten ist. „Es ist bereits geschehen!"

Befreien Sie sich von Ihren Schmerzen und Ihrer Krankheit und beschließen Sie jetzt, dass Sie daraus gelernt haben und das Leid nicht mehr benötigen. Lassen Sie Ihre Schmerzen los, diese brauchen und wollen Sie nun nicht mehr. Denken Sie an die schönen Dinge des Lebens, an ein Leben frei von Schmerz, Leid, Therapie, Schläuchen, Blutabnahmen, Kontrollen, schlechten Nachrichten, Krankenhausgeruch und weißen Kitteln. Malen Sie sich in Gedanken aus, was Sie alles tun würden, hätten Sie keine Schmerzen. Wohin Sie reisen würden, wenn Sie sich nicht fortwährend Therapien unterziehen müssten, und wie viel Geld Sie sparen würden, müssten Sie nicht alles in teure Medikamente stecken. Erdenken Sie sich das schönste Leben, das Sie immer gerne gelebt hätten, aber nie bekommen haben – weil Sie es sich nicht erlaubt haben oder dachten, Sie seien es nicht wert.

Durch Ihre Geisteskraft können Sie sich jetzt dieses Leben voller Wohlstand, Freiheit, Liebe und vollkommener Gesundheit erschaffen. Erfreuen Sie sich des erleichterten Gefühls in Ihrer Brust, wenn Sie an Ihr wunderbares neues Leben denken, und fühlen Sie sich herrlich dabei. Sie können alles in Ihrem Leben ändern, was Ihnen nicht gefällt. Es gibt kein Limit – dieses machen Sie sich selbst durch Ihre einschränkenden Gedanken. Befreien Sie sich aus Ihrem gedanklichen Käfig, den Sie sich erschaffen haben. Durch Ihre Gedanken haben Sie die unbegrenzte Möglichkeit, alles zu denken und zu erschaffen, was Sie sich für Ihr Leben wünschen.

Sehen Sie sich sorgenfrei, schmerzfrei, fröhlich und heiter zur Arbeit gehen. Erlauben Sie sich in Gedanken zu springen, zu tanzen und frei von Sorgen durch die Gegend zu spazieren. Genießen Sie alles, was Sie sich lange nicht gegönnt haben. Denken Sie ab sofort nur mehr gute, positive, aufheiternde Gedanken, und überlegen Sie sich, ob die Probleme, die Sie momentan in Ihr Leben gezogen haben, es wirklich wert sind, sich täglich darüber den Kopf zu zerbrechen. Was wäre, wenn Sie nicht daran denken würden? Würden Ihre Probleme größer werden? Oder wären Sie gleich? Was meinen Sie: Werden Ihre Probleme verschwinden, nur weil Sie immer daran denken? Erlauben Sie sich, nicht an Ihre Sorgen zu denken. Lösen Sie im Kopf Ihre Probleme und schauen Sie, was passiert. Seien Sie heiter, fröhlich und verbreiten Sie Optimismus. Sie werden sehen, Ihre Umwelt wird bald bemerken, dass Sie sich verändern.

Durch Ihre positiven, gutgestimmten Gedanken verändern Sie nicht nur sich selbst, sondern auch Ihre Umwelt. Sie werden positive, schöne Dinge, die Ihnen guttun, in Ihr Leben ziehen. Wenn sich Ihre Gedanken um schöne Dinge drehen, fühlen Sie sich automatisch besser und merken, dass Ihr „Herz" leichter und weniger angespannt ist. Diese Energie von innen, Ihre innere Schönheit, strahlen Sie nach außen. Sie wirken dadurch fröhlicher, entspannter und jünger auf Ihre Umgebung.

Seien Sie der Regisseur Ihres neuen Lebens. Das waren Sie bisher auch, nur wussten Sie es nicht. Jetzt drehen Sie bewusst Ihren eigenen Film, Ihr eigenes schmerzfreies Leben, so, wie Sie es immer wollten.

Sobald Sie sich schlecht fühlen, denken Sie an Ihren Traum, an eine glückliche Situation oder an einen Tag, an den Sie gerne zurückdenken. Spüren Sie die Wärme und Weite in Ihrem Herzen. Fühlen Sie das warme Gefühl, das sich bei dieser schönen Erinnerung ausbreitet. Dies wurde gerade jetzt von Ihnen selbst erzeugt, und Sie können es deutlich spüren. Versuchen Sie sich täglich gut zu fühlen, unabhängig von äußeren Ereignissen oder Ihren Mitmenschen.

Seien Sie sich Ihrer Handlungen bewusst. Ist es Ihnen schon einmal geschehen, dass Sie jemandem ein Kompliment machten, weil er besonders hübsch war, und dieser schwächte die Liebenswürdigkeit ab? Er beziehungsweise sie zeigte nur die Schwachstellen von sich auf und sah sich ganz anders. Sie finden ihn faszinierend, und er findet sich hässlich.

Wissen Sie, was in anderen vorgeht, wie beziehungsweise was andere denken? Passieren nicht sehr oft viele Missverständnisse eben dadurch, weil jeder von uns das Leben, die vorgegebene Situation, anders sieht und beurteilt? Wie viele Streitereien oder Missverständnisse haben Sie bereits erlebt, weil Ihr Gegenüber die Situation anders einschätzt? So, wie Sie es gar nicht dachten. Einfach weil wir alle unterschiedlich sind, unterschiedlich fühlen und denken. Wir alle aber sind durch den durchsichtigen Faden mit der göttlichen Matrix verbunden, und wenn man diesen Gedanken weiterspinnt und von der Matrix ausgehend alle verbunden sind, sind irgendwie auch alle Menschen durch die Mutter untereinander verbunden. Wir sind alle Brüder und Schwestern, heilige Wesen auf einer heiligen Reise, die sich dafür eines Körpers auf Erden bedienen. Unsere Seele ist umhüllt von einem menschlichen Körper. Unsere Gedanken sind reine Energie. Gott ist reine Energie.

Offenbaren Sie sich Ihren Zeitgenossen, als hätten Sie das Glück gepachtet. Es steht Ihnen zu. Alles, was Sie sich wünschen, steht Ihnen zu. Fühlen Sie sich niemals klein und schwach. Zeigen Sie sich anderen Menschen gegenüber stark, und fühlen Sie sich auch so. Für Ihre Heilung ist es sehr wichtig, dass Sie sich gut und kräftig fühlen, so, als könnten Sie Bäume ausreißen. Wenn Sie sich innerlich schlecht und minderwertig fühlen, nutzt es Ihnen auch nichts, wenn Sie anderen etwas vorspielen. Sie müssen von sich selbst überzeugt sein – an sich und Ihre Gedankenkraft glauben und sich lieben. Gott liebt Sie, jetzt sind Sie mit der Selbstliebe dran.

Ich wünsche Ihnen ein wundervolles, langes und gesundes Leben. Denken Sie kraftvoll und ohne Zweifel an Ihre Heilung. Erwarten Sie Wunder.

Es würde mich sehr freuen, wenn Sie mir an meine Mail-Adresse

hoferdelima@yahoo.de

Ihre Heilungsgeschichte zukommen lassen würden, sodass viele Menschen in den Genuss kommen können.

☆☆☆

Zusammenfassung

1. Haben Sie den Wunsch, gesund zu werden.
2. Stellen Sie sich bereits jetzt als völlig gesund vor und fühlen Sie sich gesund.
3. Es ist bereits geschehen: Denken, fühlen und sprechen Sie von Gesundheit, als ob diese bereits eingetreten wäre.
4. Danken Sie für Ihre vollkommene körperliche, geistige und seelische Gesundheit, auch wenn Sie sich momentan krank fühlen.
5. Seien Sie glücklich und lieben Sie das Leben und andere Dinge.
6. Ändern Sie Ihr Körpergefühl von „Ich bin krank“ auf „Ich bin gesund“ und fühlen Sie das auch so.
7. Sprechen Sie nicht negativ über sich, Ihre Mitmenschen oder Ihr Umfeld.

☆☆☆☆☆

Literaturverzeichnis

1. Rozanski A, Blumenthal JA, Davison KW, et al. The Epidemiogy , Pathophysology and Management of Psychosocial Risk Factors in Cardiac Practice. J Am Coll Cardiol 2005;45:637-651
2. Buddha: (Sanskrit, wörtlich „Erwachter") bezeichnet im Buddhismus einen Menschen, der Bodhi (wörtlich „Erwachen") erfahren hat. Darüber hinaus ist der Begriff die Bezeichnung für den historischen Buddha, Siddhartha Gautama, der mit seiner Lehre zum Stifter einer Weltreligion wurde.
3. Martin Luther (* 10. November 1483 in Eisleben, Grafschaft Mansfeld; † 18. Februar 1546 ebenda) war der theologische Urheber und Lehrer der Reformation. Als zu den Augustinermönchen gehörender Theologieprofessor vollzog er eine reformatorische Wende in seinem Glauben und Denken, nach der er sich ausschließlich an Jesus Christus als dem „fleischgewordenen Wort Gottes" orientierte. Nach diesem Maßstab wollte er Fehlentwicklungen der Christentumsgeschichte, die es nach seinem Urteil gab, überwinden. Er gilt damit als Vertreter einer Verkündigungstheologie.
4. Jesaja ist neben Jeremia, Ezechiel und anderen einer der wichtigsten Schriftpropheten des Tanach, der hebräischen Bibel. Im Kanon des Alten Testaments steht sein Buch an erster Stelle der Prophetenbücher. Im hebräischen Kanon gehört es zu den hinteren der Nevi'im. Jesaja ben Amoz wirkte im damaligen Süd-

reich Juda zwischen 740 und 701 v. Chr. in der Zeit der Bedrohung durch die antike Großmacht Assyrien.

5. Epiktet (* um 50 in Hierapolis in Phrygien; † um 125 in Nikopolis in Epirus) war ein antiker Philosoph. Er zählt zu den einflussreichsten Vertretern der späten Stoa. Als Sklave gelangte Epiktet nach Rom, wo er in Kontakt mit stoischen Lehren kam und auch selbst zu unterrichten begann. Aus Rom vertrieben, begründete er in Nikopolis eine Philosophenschule, an der er bis zu seinem Tod lehrte. Da Epiktet selbst keine Werke verfasste, ist seine Philosophie nur in den Schriften seines Schülers Arrian überliefert, der seine Vorlesungen aufzeichnete.
6. Website: http://www.psychotipps.com – Wie Gedanken unsere Gefühle beeinflussen.
7. Laotse (chinesisch Lǎozǐ, Alter Meister) ist ein legendärer chinesischer Philosoph, der im 6. Jahrhundert v. Chr. gelebt haben soll. Je nach Umschrift wird der Name auch Laozi, Lao-Tse oder Lao-tzu geschrieben. Er gilt als Begründer des Daoismus (Taoismus).
8. Sir Charles Spencer Chaplin jr., bekannt als Charlie Chaplin (* 16. April 1889, vermutlich in London;[1] † 25. Dezember 1977 in Vevey, Schweiz), war ein britischer Komiker, Schauspieler, Regisseur, Komponist und Produzent.
9. Miller Michael, M.D., Clark Adam, M.D., Seidler Alexander, Ph.D., Laughter is good for your heart, according to a new university of Maryland medical center study, Originally Released: November 15, 2000, Website: www.umm.edu/news/releases/laughter.htm

10. Evangelist Lukas wird traditionell als der Verfasser des Lukasevangeliums und der Apostelgeschichte im Neuen Testament der Bibel bezeichnet.
11. http://www.mysnip.de/forum-archiv/thema/26542/163474/Aussagen+__ber+Jenseits+und+Diesseits.html
12. http://de.wikipedia.org/wiki/Paracelsus
13. http://www.helles-koepfchen.de
14. http://www.weloennig.de/MaxPlanck.html, Max Planck zum Thema Gott und Naturwissenschaft
15. http://www.trendbild.de/trendfokus/wissen-verhindert-kosmische-energie/
16. Usui Mikao (* 15. August 1865 in Taniai, Yamagata-gun, heute: Yamagata, Präfektur Gifu; † 9. März 1926 in Fukuyama) gilt als der Begründer der Reiki-Lehre. Nach der von Hawayo Takata verbreiteten Legende soll Usui während einer 21-tägigen Fastenmeditation als Tendai-Buddhist 1922 auf dem heiligen Berg Kurama nahe Kyotos nach eigenen Angaben ein Satori-Erleuchtungserlebnis erlebt haben. Daraus habe er ein spirituelles Heilsystem, das er Usui Reiki Ryōhō nannte, entwickelt. Mit diesem System habe er eine große Zahl spektakulärer Heilungserfolge erzielen können.
17. http://www.shambhala-reiki.at/forschung
18. http://www.nasa.gov/mission_pages/chandra/main/index.html)
19. www.sein.de/geist/weisheit/2010/das_universum_ist_ein_riesiges-gehirn.html
20. Ebenda
21. Ebenda

22. Braden Gregg, Im Einklang mit der göttlichen Matrix, Wie wir mit allem verbunden sind, Titel der Originalausgabe: The Divine Matrix, Original English Language Publication 2008 by Hay House, Inc. California, USA Deutsche Ausgabe: KOHA-Verlag GmbH. Burgrain
23. Cook, Francis H., Hua-Yen Buddhism: The Jewel Net of Indra, Penn State Press 1977
24. Das Evangelium nach Johannes ist das vierte Buch des Neuen Testaments der Bibel, eines der vier kanonischen Evangelien. Es bildet zusammen mit den drei synoptischen Evangelien eine zentrale Grundlage des christlichen Glaubens, hat diesen gegenüber jedoch einen sehr eigenständigen darstellerischen und theologischen Charakter.
25. Das 1. Buch Mose, auf Griechisch Genesis genannt, ist das erste Buch des jüdischen Tanach bzw. des christlichen Alten Testaments und damit das erste Buch der Bibel. Es beginnt mit Erzählungen von der Schöpfung der Welt und endet mit dem Aufenthalt der Söhne Jakobs in Ägypten.
26. Bewusstseins- und Informationsmedizin basierend auf uralten Erkenntnissen, die die Neue Physik bestätigt, Website: http://matrix-reset.com/einfuhrung
27. Buch Mose, siehe 25.
28. Walsch Neale Donald, Ich bin das Licht!: Die kleine Seele spricht mit Gott. Eine Parabel für Kinder nach dem Buch ‚Gespräche mit Gott‘, Edition Sternenprinz, 1.Auflage 1999
29. Jesaja ist neben Jeremia, Ezechiel und anderen einer

der wichtigsten Schriftpropheten des Tanach, der hebräischen Bibel. Im Kanon des Alten Testaments steht sein Buch an erster Stelle der Prophetenbücher.

30. Johannesevangelium, siehe 24.
31. Wallace Delois Wattles (* 1860; † 1911) war ein amerikanischer Schriftsteller im Bereich der Neugeist-Bewegung
32. Das Evangelium nach Matthäus oder kurz Matthäus-Evangelium ist eines der vier kanonischen Evangelien des Neuen Testaments der christlichen Bibel. Formal wird es traditionell als erstes Buch des Neuen Testaments dargestellt und inhaltlich mit dem Markus- und Lukasevangelium zu den synoptischen Evangelien gezählt.
33. http://www.dir-geschieht-nach-deinem-glauben.de
34. Spink Kathryn, Mother Teresa. A Biography, London: Harper Collins 1997,
    Mutter Theresa, Ein Leben für die Barmherzigkeit, Biografie, Gustav Lübbe Verlag 1997)
35. Eckhart von Hochheim (bekannt als Meister Eckhart, auch Eckehart; * um 1260 in Hochheim oder in Tambach;[1] † vor dem 30. April 1328 in Avignon) war ein einflussreicher spätmittelalterlicher Theologe und Philosoph. Schon als Jugendlicher trat er in den Orden der Dominikaner ein, in dem er später hohe Ämter erlangte. Vor allem als Prediger erzielte er eine starke Wirkung, seine Formulierungskraft beeindruckte Zeitgenossen und Nachwelt. Sein Hauptanliegen war die Verbreitung von Grundsätzen für eine konsequent

spirituelle Lebenspraxis im Alltag. Mit unkonventionellen, teils provozierend formulierten Behauptungen und schroffem Widerspruch zu verbreiteten Überzeugungen erregte er Aufsehen.
36. Popp Georg, Starthilfe am Morgen: Es gibt immer zwei Möglichkeiten, Verlag Friedrich Pustet 1993
37. Das Evangelium nach Markus, auch Markus-Evangelium, ist das zweite Buch des Neuen Testaments in der christlichen Bibel, das kürzeste der vier kanonischen Evangelien und nach bibelwissenschaftlicher Mehrheitsmeinung auch das älteste unter ihnen.
38. Evangelium nach Matthäus, siehe 32.
39. Ebenda
40. Siehe 34.
41. Luparello, Thomas J.; Leist, Nancy; Lourie, Cary H.; Sweet, Pauline, The Interaction of Psychologic Stimuli and Pharmacologic Agents on Airway Reactivity in Asthmatic Subjects, Psychosomatic Medicine 32:509-514 (1970)
42. D. L. Jewett u. a.: A double-blind study of symptom provocation to determine food sensitivity. In: NEJM 323, 1990, S. 429–433. Z. Y. Wu und K. Li: Issues about the nocebo phenomena in clinics. In: Chin Med J (Engl) 122, 2009, S. 1102–1106)
43. Varelmann D, Pancaro C, Cappiello EC, Camann WR. Nocebo-induced hyperalgesia during local anesthetic injection. Department of Anesthesiology, Brigham and Women's Hospital, Harvard Medical School, MA 02115, USA

44. Moseley Bruce J., A Controlled Trial of Arthroscopic Surgery for Osteoarthritis of the Knee, New England Journal of Medicine, 347:81-8811. Juli 2002
45. Lown Bernhard, M.D.,The Lost Art of Healing, Houghton Miffin Company 1996.
Die verlorene Kunst des Heilens, Anleitung zum Umdenken, Schattauer Verlag
46. Ebenda
47. Giovanni Melchiorre Bosco (* 16. August 1815 in Becchi/Castelnuovo Don Bosco; † 31. Januar 1888 in Turin) war ein italienischer katholischer Priester und Ordensgründer. Er wurde 1929 selig- und 1934 heiliggesprochen. Meist wird er Don Bosco (portugiesisch Dom Bosco) genannt – nach der in den romanischen Sprachen gängigen Anrede Don bzw. Dom für römisch-katholische Priester.
48. Neville Goddard, The Power of Awareness, Move from Desire to Wishes Fulfilled, DeVorss Publications Edition includes Neville's added notes, authenticated by his daughter, 2009 Reprint of 1952 first edition.
49. siehe 37
50. Wattles, Wallace D., The Science – Der Weg zum Wohlbefinden, Kapitel 1, Das Prinzip der Gesundheit, Börsenmedien AG 2010, Website: http://archive.org/details/science_of_being_well_1103_librivox
51. siehe 37.
52. siehe 32.
53. http://www.dukehealth.org/clinicaltrials
54. Stormont George, Smith Wigglesworth: A Man Who

Walked with God, Zondervan Publishing House 1973
55. http://www.heilungen.org/heilung in der kirchenge-schichte.html
56. Evangelium nach Matthäus, siehe 32.

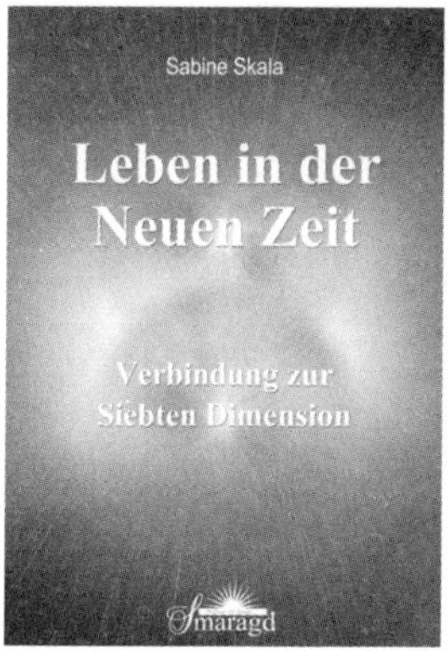

Sabine Skala

Leben in der Neuen Zeit

Verbindung zur Siebten Dimension

224 Seiten, A5, broschiert

ISBN 978-3-941363-83-0

Dieser spirituelle Reiseführer bietet ein großes Spektrum an Hilfen und Möglichkeiten, in die nächsthöhere Schwingung aufzusteigen und dort beständig zu leben. Vorschläge, wie wir eigenverantwortlich handeln, leben und unsere Umgebung in ihrer Energie stärken und heilen können, werden in dieser besonderen Phase des Aufstiegs durchgegeben. So erhalten wir wichtige Informationen, wie wir in unsere Macht zurückkommen, um frei und wahrhaftig zu leben. Neue Zeremonien, wie die Lichttaufe eines Kindes, überbringen uns Beispiele, wie wir alte Riten in die Schwingung der Neuen Zeit transformieren können. Mit vielen praktischen, energetischen und spirituellen Tipps für ein glückliches und erfülltes Leben in der Fünften Dimension und darüber hinaus.

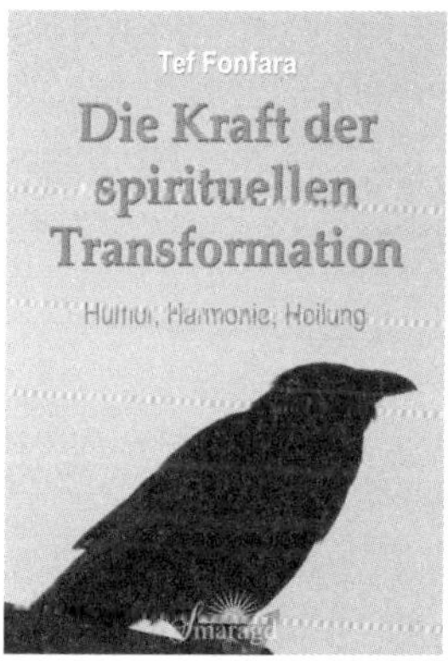

Tef Fonfara

Die Kraft der spirituellen Transformation

Humor, Harmonie, Heilung

288 Seiten, A5, gebunden, mit Leseband

ISBN 978-3-941363-84-7

Ein Rabe fliegt am Fenster vorbei und verändert die Welt. Es beginnt eine Geschichte um das Zusammenspiel magischer Zufälle, beobachtet aus der fünften Etage mitten in der Stadt. Tef Fonfara erzählt humorvoll, warum wir in der weltlichen Realität die wesentlichen Dinge nicht sehen können, welche Kraft die Gedanken haben und wie wir sie wirksam machen können. Die Freundschaft zu einem Raben ist der Anfang einer Ereigniskette um Wahrnehmungen, die bisherige Denkmuster als ungültig erklären. Der Autor beschreibt feinstoffliche Gesetze, die ihre geheimnisvolle Wirkung haben. Er erklärt unterhaltsam esoterische Prinzipien und geht tief ins Detail: Jeder kann sich heilen. Jeder kann die Welt verändern. Und es geht um mehr, denn Humor, Harmonie und Heilung bedeuten dasselbe. Wir werden erinnert, dass wir nur unsere göttlichen Fähigkeiten vergessen haben und wer wir eigentlich sind.

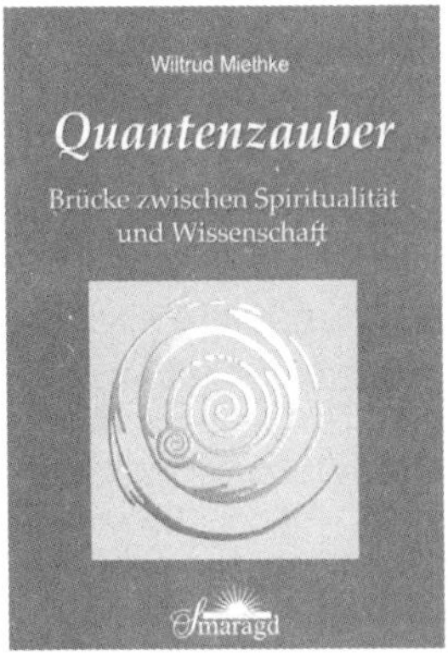

Wiltrud Miethke

Quantenzauber

Brücke zwischen Spiritualität und Wissenschaft

336 Seiten, A5, gebunden, mit Leseband
ISBN 978-3-941363-76-2

Zeitenwende 2012 – QUANTENZAUBER beschreibt nicht nur, warum die Welt nicht untergehen wird und was an den Maya-Prophezeiungen ernst zu nehmen ist, sondern erklärt die verblüffenden Zusammenhänge von Spiritualität und Quantenphysik.
Selbsternannte Propheten nehmen den Maya-Kalender zum Anlass, uns vor dem Untergang unserer Erde zu warnen. Und es ist sicher, dass auf zellulärer und galaktischer Ebene etwas Wichtiges mit uns Menschen geschieht, denn die Zeit ist reif. Ob wir für die Zeit reif sind, ist eine andere Geschichte.
Wir sind mitten im „Zeitfenster" zu einer anderen Welt, in der wir verstehen werden, auf welches gigantische Spiel wir uns eingelassen haben. Und wie wir damit leben und unser Leben dennoch genießen können.
Damit wir als Sieger und nicht als Verlierer aus diesem Spiel herauskommen.

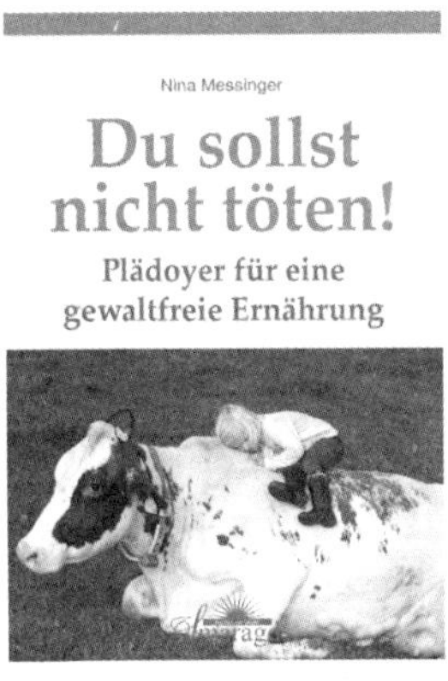

Nina Messinger

Du sollst nicht töten!

Plädoyer für eine gewaltfreie Ernährung

272 Seiten, A 5, broschiert
ISBN 978-3-941363-47-2
Mit zahlreichen farbigen Abbildungen

Dieses Buch macht dem Leser bewusst, wie wichtig eine natürliche pflanzliche Ernährung für die Gesundheit von Körper, Geist und Seele ist.
Die Autorin vermittelt eindrucksvoll die Auswirkungen des Fleischkonsums und die Vorzüge der vegetarischen Ernährung für unseren Körper, unsere Psyche, unser Bewusstsein, unsere sportliche Leistungsfähigkeit, die Umwelt, die Welternährungssituation, die Tiere sowie den inneren und äußeren Frieden. Ausführliche Interviews mit und Statements von bekannten Ernährungswissenschaftlern, Ärzten, Theologen, spirituellen Lehrern und anderen Experten befreien den Vegetarismus von den gängigen Vorurteilen und ermöglichen es, ihn als Ausdrucksform einer gesunden und friedvollen Lebensweise zu begreifen. Kurt Tepperwein schrieb das Vorwort zu diesem Buch.

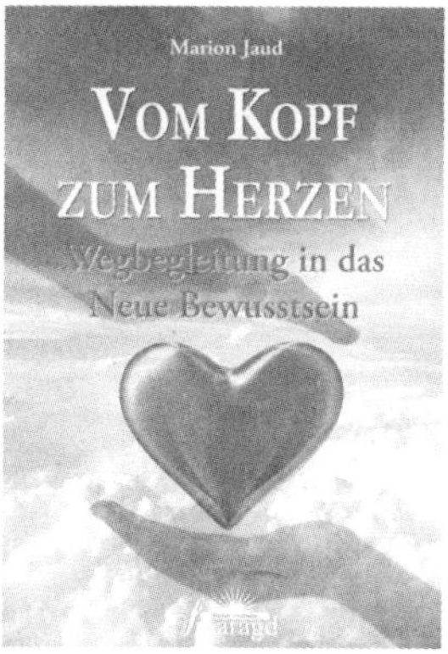

Marion Jaud

Vom Kopf zum Herzen

Wegbegleitung in das neue Bewusstsein

208Seiten, A5, broschiert

ISBN 978-3-941363-66-3

Die wichtigste Reiseroute in unserem Leben sind die wenigen Zentimeter vom Kopf zum Herzen. Nur sie führen uns an unser Ziel, den Sinn unseres Lebens. Dort erwarten uns unbeschreibliche Lebensfreude, wirkliches Glück und innerer Reichtum.
Es wird die spannendste und aufregendste Reise in unserem Leben: die zu unserem „SELBST"!
Praxisnah und für jeden Suchenden verständlich gibt uns die Geistige Welt eine Reisebeschreibung an die Hand und hilft uns dabei, die Hindernisse auf unserer Reise der Erkenntnis aus dem Weg zu räumen und die Wunden unserer Seele mit Liebe zu heilen.
Unsere Seele freut sich darauf, mit uns in diesem Neubau zu feiern. Also, machen wir uns auf den Weg... Mit vielen praktischen Übungen.

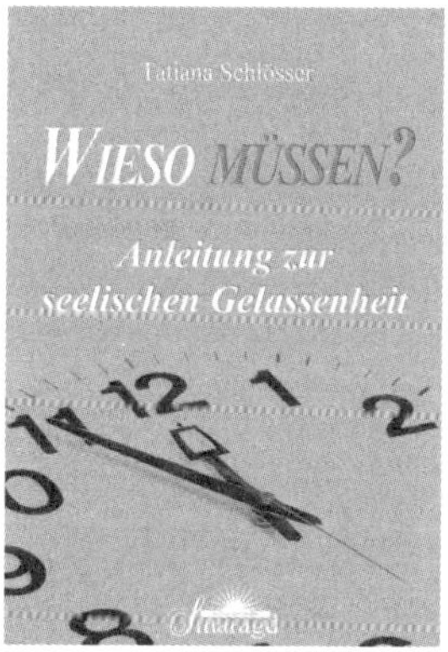

Tatiana Schlösser

Wieso müssen?

Anleitung zur seelischen Gelassenheit

248 Seiten, A5, broschiert

ISBN 978-3-941363 54-0

Wie würden wir uns fühlen, wenn wir nicht länger auf Komplimente oder Zuspruch angewiesen wären und Kritik über unser Äußeres und Zurückweisung spurlos an uns abperlen würde, ohne ein Gefühl der Ohnmacht zu hinterlassen?
Wohin würde sich unser Leben entwickeln, wenn wir mutig Partner und Freunde so (los-)lassen könnten, wie das Leben sie gewollt hat? Wenn wir dieses „Lassen" als das sehen dürften was es ist?
Die glückselige Heimkehr zu sich selbst, ohne Manipulationen, Abhängigkeiten der Launen und willkürlichen Meinung anderer Menschen.
Die Autorin schaufelt mit Humor und bedachten Fragen wertvolle, heilende Erkenntnisse frei, bis er für die Leser sichtbar wird: der Schatz der seelischen Selbstbefriedigung!

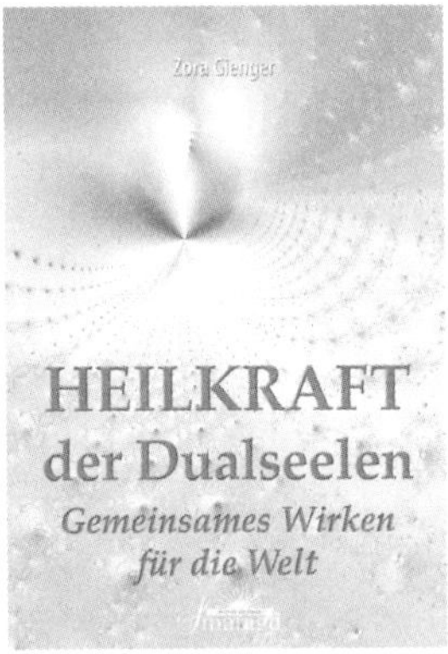

Zora Gienger

Heilkraft der Dualseelen

Gemeinsames Wirken für die Welt

200 Seiten, A5, broschiert

ISBN 978-3-941363-73-1

Dieses Buch wirft ein neues Licht auf das Thema Dualseelen. Es beschreibt, was Dualseelen sind und wie sie sich erkennen, wie sie ihre Seeleneinheit lebendig halten können und wie es möglich ist, mit der Dualseele verbunden zu sein, auch wenn man nicht weiß, wer der Dualseelenpartner ist.
Es enthält liebevollen Hinweise, wie ein erfülltes, spirituelles Leben gemeinsam mit der Dualseele gelingen kann und welch ein Segen es ist, zu wissen, dass es Dualseelen gibt. Doch es schenkt auch Trost, wenn es im Alltag zu einer eher schmerzhaften Begegnung mit der Dualseele kommen sollte. Meditationen voller Liebe, Dankbarkeit und Segen motivieren, die eigene Seelenkraft zu entfalten und voller Freude die Einheit mit der Dualseele auf der Seelenebene zu feiern – jeden Tag aufs Neue.

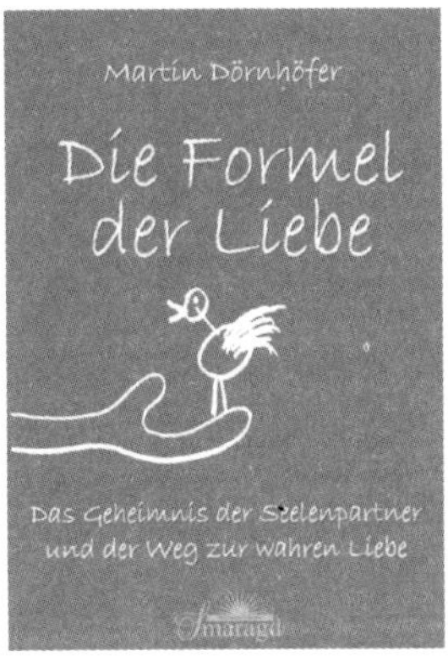

Martin Dörnhöfer

Die Formel der Liebe

Das Geheimnis der Seelenpartner und der Weg zur wahren Liebe

392 Seiten, A5, gebunden, mit Leseband

ISBN 978-3-941363-35-9

Warum treffen die meisten Singles immer wieder auf die gleiche Sorte Partner? Was ist der Grund hinter den alltäglichen Machtkämpfen in der Partnerschaft? Gibt es einen Seelenpartner? Was ist Liebe? Lässt sich Liebe mit nur zwei Worten beschreiben?
Der Autor erläutert, wie wir durch zwei einfache Faktoren in der Lage sind, unser Leben glücklich und in Liebe zu leben. Das Loslassen unserer Ängste und das Vertrauen in unsere Herzenswünsche sind der Schlüssel für dieses bewusste und liebevolle Leben. Alles, was wir zu Beginn dafür tun müssen ist, eine Entscheidung zu treffen, wie sich unser Leben in Zukunft entwickeln soll. Angst oder Liebe? Denn alles beginnt mit einer Entscheidung!